W9-AXK-194

LA ANTIDIETA

Harvey y Marilyn Diamond

La antidieta

URANO
Argentina - Chile - Colombia - España
Estados Unidos - México - Perú - Uruguay - Venezuela

Los autores no ofrecen, ni directa ni indirectamente, asesoramiento o consejo médico, ni prescriben el uso de una dieta como forma de tratamiento de enfermedades sin la aprobación del médico. En el dominio de la salud y la nutrición, los expertos sostienen puntos de vista muy diferentes. La intención de los autores no es diagnosticar ni prescribir, sino solamente ofrecer información sanitaria que ayude al lector a cooperar con su médico en la común búsqueda de la salud. En el caso de que alguien use esta información sin la aprobación de su médico, estará autoprescribiéndose; por el ejercicio de ese derecho, el editor y el autor no asumen responsabilidad alguna.

Título original: *Fit for Life*
Traducción: Marta Guastavino

1.ª edición en Vintage Octubre 2011

ISBN: 978-84-7953-801-9
Depósito legal: B - 35.598 - 2011

Fotocomposición: APG Estudi Gràfic, S.L.
Impreso por Romanyà-Valls, S.A. - Verdaguer, 1 - 08786 Capellades (Barcelona)

Impreso en España - *Printed in Spain*

*Este libro está dedicado con amor a
nuestros hijos, Greg, Lisa y Beau,
y a todos los niños del mundo,
por cuya salud tenemos
la obligación de velar*

Agradecimientos

Deseamos expresar nuestra profunda gratitud a Joanie Prather, Robbie Levin, Russ Regan, Bonnie y M. C. Ayers, y especialmente a los maestros de siddha yoga cuyos esfuerzos aunados nos ayudaron a poner esta información al alcance del público.

Muchas gracias a nuestro editor, Patti Breitman, cuya agudeza y entendimiento, así como su fe en nuestra obra, fueron tan importantes para que ésta llegase a fructificar en este libro. También a todo el personal de Warner Books, cuyo talento, habilidad y capacidad profesional tanto contribuyeron a la preparación y presentación del libro.

También queremos agradecer a Irene Webb y Mel Berger, de la William Morris Agency, el haber reconocido el valor de nuestro trabajo y habérselo hecho comprender a otros.

Índice

Segunda parte
El programa

Tercera parte
Una semana de muestra

Prólogo

LA ANTIDIETA es un avance decisivo. Sin sentimientos de culpa, sin pesadas responsabilidades, sin exigencias, se puede llegar a estar sano, delgado y vibrante. Y todo esto lo consigue cada cual a su propio ritmo: lanzándose a toda velocidad por la autopista de la salud, o tomándose el tiempo necesario para ir disfrutando de los últimos placeres artificiales que florecen a lo largo del camino: bombones, cerveza, galletas saladas, suculentos bistecs. De cualquier manera está bien, nos dicen IIarvey y Marilyn Diamond. Hasta el mínimo cambio, el menor de los esfuerzos, tiene influencia positiva sobre la salud.

Mi propia experiencia: en dos meses he perdido nueve kilos. Ocasionalmente, como pollo o pescado, rarísimas veces sucumbo ante una cerveza o una galleta salada, y por fin ahora puedo ver una película sin tener un puñado de bombones a mano.

La «medicina integrativa» es una ciencia nueva y un arte nuevo; se basa en la promoción de la salud y del «estar bien», y constituye una nueva aproximación a los pacientes, a quienes no se considera como enfermos ni como problemas, sino como personas que necesitan ayuda para equilibrarse en sus dimensiones física, emocional, mental y espiritualmente. Estas dimensiones, cuando se las equilibra o se las armoniza, se constituyen en un reflejo de la salud, la buena «forma», la integridad y el bienestar: el «estar bien».

Para un médico, la vocación suprema ha sido siempre identificar el proceso de la enfermedad en el momento mismo de su comienzo, por medio de su habilidad, su juicio y sus conocimientos, y ponerle término mediante la cirugía, la medicina o la irradiación. El médico moderno se vale de sus conocimientos para impedir, en primer lugar, que el proceso de la enfermedad se inicie; el médico interesado en el «estar bien» fomenta los factores que contribuyen a la homeostasis, es decir, al equilibrio dinámico natural del cuerpo. En vez de dedicarse a medicar los síntomas de deterioro corporal, o a extirpar los órganos que funcionan mal, y limitarse a eso, el médico del «bienestar» procura asistir al paciente para que pueda alcanzar la calma emocional, la tranquilidad mental, la mejor forma física y la paz espiritual.

El cuerpo humano debería durar ciento cuarenta años, el doble de nuestra esperanza de vida actual; es decir que, pese a los grandes adelantos de la ciencia médica, es importante recordar que su tarea no está cumplida más que a medias. LA ANTIDIETA y sus autores nos hacen dar un paso de gigante, extendiendo nuestra esperanza de vida y mejorando su calidad: un ejemplo perfecto de medicina integrativa. Este libro considera que una nutrición adecuada es cuestión de equilibrio energético: una absorción eficiente de la energía contenida en los alimentos y una eliminación eficiente de los residuos equilibra el cuerpo de manera que no haya excesos y que conserve su máximo poder para recuperar la salud o defenderse de la enfermedad.

LA ANTIDIETA echa por tierra los dogmas de la medicina ortodoxa en lo referente a los cuatro grupos básicos de alimentos, las saludables propiedades de la leche, la importancia de las proteínas en la dieta y la necesidad de contar calorías para rebajar de peso.

Tener una orientación adecuada respecto de lo que es la nutrición es cosa de monumental importancia en esta era del estrés. La «contaminación química» de los alimentos con aditivos, conservantes, saborizantes y aromatizantes artificiales, procedimientos como la deshidratación, concentración, congelación y tratamientos con microondas hacen que una reeducación del público en lo referente a los hechos de la nutrición alcance una importancia no menor de la que tuvo en su momento el hecho de que Ignaz Semmelweis señalara que los médicos debían lavarse las manos antes de operar o de atender un parto. Sólo han pasado cien años desde este importante «descubrimiento». Sólo cien años han pasado desde que la ciencia renunció a las sangrías, purgas y aplicaciones de sanguijuelas que fueron parte de la vida de nuestros abuelos. Pues bien, es probable que todos nuestros intentos de someternos a dietas y contar calorías sean, a los ojos de nuestros nietos, parte de las locuras de nuestra generación.

LA ANTIDIETA es un perfecto ejemplo de medicina integrativa en cuanto ciencia basada en la energía. Tanto la medicina integrativa como este libro están orientados hacia el consumidor, con el fin de salvar las brechas existentes entre lo que hasta ahora se sabía de biología y los últimos adelantos que han revelado la existencia de sustancias químicas curativas que nuestro propio cuerpo produce. Por fin, comenzamos a entender la enorme magnitud de la capacidad autocurativa de nuestro cuerpo, que le permite recuperarse y mantener la salud. En la medicina integrativa convergen siglos de conceptos sobre medicina preventiva, provenientes de centenares de culturas diferentes, con la moderna necesidad de reducir el estrés, resolver conflictos, evitar estilos de vida nocivos y modificar las pautas de conducta que provocan exceso de peso, obesidad y, por consiguiente, enfermedades coronarias, hipertensión sanguínea, úlceras, dolores de espalda, migrañas, artritis, apoplejía y cáncer.

Las metas de la medicina integrativa son la calma espiritual, la paz emocional y la buena forma física; en ella se unen los conceptos holistas característicos de los estilos occidentales de vida de California, con los conceptos de la medicina preventiva provenientes de la «Meca» de la medicina, en Boston. Los médicos orientales, tradicionales y con formación en Harvard, señalan que ya los médicos no pueden prevenir el 80 por ciento de las enfermedades, que la medicina y la cirugía no curan más de un 10 por ciento de ellas, y que el 10 por ciento restante se debe, en la actualidad, a accidentes quirúrgicos y efectos colaterales de la medicación. Proclaman que durante la presente década la salud de la población norteamericana no dependerá de lo que otros hagan por ella, sino de lo que esté dispuesta a hacer por sí misma. Los graduados de las universidades de California, Stanford y Berkeley se muestran completamente de acuerdo y coinciden en señalar que la risa, la esperanza, la fe y el amor son ingredientes principalísimos de la salud. La medicina integrativa permite que ambos se encuentren, ofreciendo a los pacientes combinaciones del estilo tradicional y del holista: dieta, ejercicio, sol, descanso, masajes y plegarias marchan codo a codo con la medicación, las hazañas quirúrgicas y los recursos increíbles de la alta tecnología.

Para mí ha sido un honor presentar la medicina integrativa a la Asociación Médica de California, la Academia de Pediatría de Detroit y la Academia Nacional de Ciencias de Washington. Como una forma de entender la salud y hacer frente a la enfermedad, parte de un enfoque biosocial y psicoespiritual, que considera que la responsabilidad personal, la valoración de sí mismo y la consideración y reverencia hacia la vida son los principales determinantes de la salud. La medicina integrativa considera que cualquier enfermedad es potencialmente reversible gracias al milagroso poder de autocuración del cuerpo, al que concibe como un sistema de energía, y cree que la salud es algo demasiado importante para dejarlo sólo en manos de la ciencia, pero que también lo es para encararlo desde un punto de vista totalmente acientífico.

La ciencia no es más que un intento de la mente humana de explicar las leyes naturales; **LA ANTIDIETA** explica la nutrición en función de leyes naturales, no de lo que la mente humana ha discurrido hasta hoy. Cuando Harvey Diamond me pidió que leyera el manuscrito del libro, me dijo que si había *cualquier cosa*, incluso una mínima afirmación, que mis colegas médicos pudieran tomar a mal, me sintiera en libertad de cambiarla, ya que su propósito era generar comprensión y no resistencia. Pues bien, el libro es un mazazo mental para la teoría médica, pero no hay en él nada que se pueda tomar a mal. Hace que las enseñanzas sobre nutrición que se imparten en las facultades de medicina se nos aparezcan como algo anticuado, e incluso peligroso, e identifica los dogmas que durante tanto tiempo nos han enseñado como una mera programación malsana que nos va siendo instilada por los intereses comerciales que representan a la industria lechera, de los dulces y de la carne, y a los restaurantes.

Lo único que puedo decir a mis colegas médicos es que por debajo de la ciénaga de fórmulas químicas que nos aprendimos no había otra cosa que energía. Todo es *energía*. El cuerpo *es* un sistema de energía. Los órganos son conjuntos de células cuya frecuencia de vibración es idéntica. Son células que no sólo tienen similitud histológica, sino la misma frecuencia energética. Lo que las mantiene unidas es la homeostasis. Una perturbación en la energía celular es lo que llamamos *enfermedad*.

Los sistemas energéticos alcanzan un funcionamiento óptimo con un combustible eficiente. Un equilibrio celular sano y dinámico se mantiene gracias a un aporte de energía que sea equivalente al rendimiento energético. El combustible alimenticio alcanza su mayor eficiencia en la forma en que nos lo proporciona la naturaleza, puesto que nuestro cuerpo también es algo que proporciona la naturaleza. No existen campos donde la brisa haga ondular sembrados de pan blanco. Las comidas enlatadas, hervidas y sometidas a microondas no son naturales. La fruta no se encuentra naturalmente en jarabes azucarados y aderezados con conservantes químicos. No hay ríos ni arroyos de bebidas gaseosas. De la misma manera que ahora nos tomamos con toda naturalidad los aditivos y conservantes y las comidas desnaturalizadas, durante muchos años aceptamos sin cuestionamiento alguno el tabaco, sin hacer caso de sus riesgos. La energía proveniente de alimentos naturales en estado puro es la que necesitan los cuerpos naturales en estado puro. Actualmente va cobrando auge un nuevo paradigma consumista, centrado en el *jogging*, en el aerobic, la reducción del estrés, el dejar de fumar y el conocimiento de las normas de nutrición. A todo ello se adecua perfectamente **LA ANTIDIETA**, que constituye un importante cimiento para la salud y la medicina del futuro: un sistema que sirva de base al «estar bien», no al estar mal. No a la enfermedad.

EDWARD A. TAUB, doctor en medicina.
Presidente de Foundation for Health Awareness.
Profesor adjunto de Clínica,
Universidad de California, Irvine.
Fundador de «Medicina integrativa».

Primera parte

LOS PRINCIPIOS

por
Harvey Diamond

Introducción

¿Eres una de esas personas que andan en busca de una manera de vivir que les permita rebajar de peso de una manera *sensata*? ¿Y no volver a recuperarlo? ¿Y conseguir todo eso sin renunciar a ninguno de los placeres de comer? Si has respondido afirmativamente a estas preguntas, ya puedes ir abandonando la búsqueda, porque ésa es precisamente la información que encontrarás en este libro, información que representa la culminación de más de quince años de estudio intensivo de la relación entre lo que comemos y el estado de nuestro cuerpo. Si estás harto de pasar de una dieta a otra, y lo que buscas es un tipo de información práctica y sensata que te confíe *a ti* el pleno control de tu peso, aquí encontrarás noticias muy interesantes. Podrás aprender algunos secretos que te permitirán perder peso, y perderlo en forma permanente, *sin dejar de comer*. Ya sé que entre mis lectores habrá algunos a quienes esto le parecerá demasiado bueno para ser verdad. La misma impresión tuve yo, pero aprendí por experiencia que al peso que uno quiere tener se puede llegar comiendo.

¿No sería ideal comer y disfrutar comiendo, sentirse siempre satisfecho y no frustrado, esperar con placer cada comida y, lo que es más importante, mantenerse en el peso justo? Pues de eso se trata en este libro, que *no es una dieta*. Es una manera de comer que puede incorporarse a nuestro estilo de vida como una manera de vivir, no como un régimen dogmático. No es necesario que cuentes calorías; no es una dieta que te matará de hambre; no te limita las cantidades; no exige modificación del comportamiento; no incluye medicinas ni polvos; no da soluciones temporales. Es un conjunto de principios dietéticos que puedes usar mucho o poco, en la medida de tus deseos y de acuerdo con tus objetivos. El programa no te impone presión alguna. Mientras lo practiques te sentirás cómodo, e irás alcanzando un éxito regular y progresivo a medida que incorpores a tu vida la información que te brindamos.

LA ANTIDIETA da resultados *permanentes*. Al seguir sus principios dejarás de «vivir para comer», y empezarás en cambio a «comer para vivir». Quizá te parezca que comer estupendamente, no contar calorías, no poner candado a la nevera y no hacer dieta, son sueños imposibles, pero deja que te aseguremos que no es ningún sueño: la cosa funciona.

Quizás hayas llegado a un momento de tu vida en que estés absolutamente harto de luchar con el problema del peso. Tal vez estés en una situación en que lo que quieres, de una vez por todas, es *encontrar un programa alimentario que funcione y en el que puedas confiar.* Quieres sentirte finalmente seguro de que tu cuerpo está recibiendo todos los elementos nutritivos que necesita, de que tu nivel de energía es alto y se mantiene constante, y de que tu peso, después de toda una vida de fluctuaciones, permanece estable. En pocas palabras, quieres comer bien y de manera regular, pero al mismo tiempo estás decidido —o decidida— a verte libre de esa hartante preocupación por los kilos de más y los centímetros de sobra.

La información que te ofrece este libro te permitirá hacer todo eso. Ante una promesa tan halagüeña, sin embargo, es probable que estés pensando: «¡Oh, no! ¡Me arreglarán con brotes de alfalfa, lechuga y germen de trigo, y como postre un tazón de zanahorias ralladas!»

¡Qué esperanza! Nosotros no somos de esa escuela. Para

que te tranquilices, echemos un vistazo a lo que podrías incluir en un día típico.

Por la mañana, cuando te despiertes, puedes beberte un gran vaso de zumo de frutas *frescas*. Escoge cualquier cosa que te guste, dentro de las frutas de temporada que te resulten más convenientes. Pueden ser naranjas, mandarinas o pomelos, y el zumo puedes prepararlo con un simple exprimidor, que es muy barato. Pero si por casualidad tienes uno de esos exprimidores múltiples que hoy por hoy son tan comunes, puedes prepararte un zumo de manzanas frescas, de fresas, de melón o de sandía. Lo importante es que empieces el día con zumo de frutas frescas. ¡Adelante!

Si lo prefieres, o bien además del zumo, puedes hacerte una ensalada de frutas frescas, o comerlas simplemente tal cual. Puedes comer *cualquier* fruta fresca que quieras, pero *no frutas en conserva*; y además, puedes comer la cantidad que quieras. (Más adelante explicaremos por qué las frutas en conserva no se adaptan al programa.)

Quizá te hayas bebido un zumo y te hayas comido medio melón por la mañana temprano, y hacia las diez vuelvas a sentir hambre. Entonces, puedes comer algo más de fruta: una o dos naranjas, una manzana, melocotones frescos, más melón, nectarinas o un puñado de cerezas o de uvas, según la estación. Si después de comer alguna fruta jugosa sigues teniendo hambre, cómete uno o dos plátanos. La idea es que durante la mañana, y hasta el mediodía, cada vez que sientas hambre has de comer fruta.

Para el almuerzo puedes prepararte una abundante ensalada con las verduras frescas, crudas, que más te gusten. Puedes escoger entre diversos aderezos y, si quieres, con la ensalada puedes comer algunas tostadas de pan integral con mantequilla o un poco de sopa. Puedes hacerte un sándwich excelente, combinando aguacate, pepino, lechuga, tomate y un puñado de brotes, con mayonesa o mantequilla. (De paso, si nunca has probado un sándwich de tomate y aguacate, ¡no sabes lo que te has perdido. Es un bocado realmente suntuoso!)

A la hora de la cena, si tienes uno de esos exprimidores de zumos múltiple, tal vez te apetezca un buen cóctel de zumo de verduras frescas mientras te preparas el resto de la comida, que podría ser arroz, batatas o ñame con mantequilla, o patatas al horno, con un acompañamiento de verduras cocidas al vapor y ensalada. También puedes prepararte como plato principal una ensalada de arroz estilo mediterráneo o una ensalada de pollo. Puedes escoger entre carne, pollo o pescado, acompañados de verduras y ensaladas. Y para variar está la posibilidad de una deliciosa sopa con pan integral tostado con mantequilla y ensalada de col. ¡Hay tantas posibilidades, tantas ideas nuevas para probar! No hay razón alguna para preocuparse por falta de variedad, privación ni aburrimiento. Como puedes ver, hay muchísimas cosas buenas para comer, interesantes y deliciosas. La buena calidad de la comida y su variedad influirán directamente sobre tu aspecto y ánimo. La mayoría de los platos te resultarán familiares, lo que hará que el programa te sea fácil de seguir. Además, habrá muchas comidas agradables y originales que serán nuevas para ti. Al poner el énfasis en las que ya son familiares, los cambios serán muy simples y llevaderos.

Lo que es completamente nuevo y diferente en este programa es que **LO IMPORTANTE NO ES SOLAMENTE LO QUE SE COME, SINO TAMBIÉN CUÁNDO Y EN QUÉ COMBINACIONES SE COME**. Este factor —el *cuándo* y el *cómo*— es lo que tú habías venido buscando, el *eslabón perdido* que te asegurará el éxito.

Y lo más interesante es que *esta manera sensata de encarar el problema de rebajar peso se puede convertir fácilmente en un estilo de vida.* Porque funciona, es novedoso y divertido. Además, es un sistema que da *resultados duraderos*, **NO** es una moda. Su éxito se debe a que, a diferencia de las modas dietéticas, **NO** es una solución temporaria. Nunca volverás a experimentar la desilusión de recuperar el peso que tanto te habías esforzado por perder. Tendrás al alcance de la mano los mejores instrumentos para controlar cualquier nuevo aumento indeseable de peso. Con este sistema se supera el fallo inherente a las dietas de moda. El peso que se pierde con este programa no se recupera.

LA ANTIDIETA es un sistema seguro y equilibrado, que se basa en las leyes fisiológicas naturales y en los ciclos del cuerpo humano. Y porque se basa en leyes *naturales*, funciona para todos. En la vida todo está regulado por las leyes físicas y naturales, incluso nuestro cuerpo, de manera que si queremos rebajar eficazmente de peso, debemos hacerlo de acuerdo con las leyes naturales.

Como fundamento de este sistema se encuentra una verdad universal referente a la pérdida de peso, que hasta ahora no ha sido bien entendida: UNA REDUCCIÓN DE PESO SEGURA Y PERMANENTE SE RELACIONA DIRECTAMENTE CON LA CANTIDAD DE ENERGÍA VITAL DE QUE DISPONEMOS, Y CON EL USO EFICIENTE DE DICHA ENERGÍA PARA LA ELIMINACIÓN DE DESECHOS (EXCESO DE PESO) DEL CUERPO. La clave del sistema reside en que colabora con el cuerpo para liberar energía. Con esta nueva reserva de energía, el cuerpo empieza a trabajar automáticamente para deshacerse de cualquier exceso de peso. Cuanta más energía se libera, más peso se pierde. Y como en este programa se come para liberar energía, uno se encuentra con más energía que nunca. Llevar la energía a un nivel óptimo y constante es un punto crítico de la antidieta, que ha sido diseñada *no sólo* para rebajar de peso, sino también para resolver la crisis de energía por la que pasan muchas personas como resultado de estar continuamente interfiriendo con el adecuado funcionamiento de su cuerpo. Incluso si el lector no necesita perder peso, podemos asegurarle que si sigue este programa sentirá inequívocamente un significativo aumento de energía.

Abandonemos la mentalidad de quien hace dieta. Si por la razón que fuere tenemos que salirnos del programa, no es cuestión de preocuparnos, sino de volver a él *tan pronto como sea posible.* Es un sistema a prueba de fallos, porque no es un modelo de comportamiento temporal, sino un estilo de vida. Siempre se lo puede retomar, en cualquier momento, con la seguridad de empezar a ver inmediatamente los resultados, aunque evidentemente, la manera más rápida de rebajar de peso es no apartarse de él, y se obtendrán mejores resultados con una adhesión estricta al programa que se recomienda.

El doctor Ralph Cinque, del «Hygeia Health Retreat» de Yorktown, Texas, escribe en el *Health Reporter:* «Los norteamericanos nos hemos acostumbrado a la corpulencia, pero este estado lamentable no es universal, ni mucho menos. Virtualmente todos los pueblos longevos del mundo, desde Asia a Sudamérica y Nueva Zelanda, tienden a ser delgados. En Estados Unidos, las estadísticas de las compañías de seguros demuestran que las mejores cifras en cuanto a salud, longevidad y ausencia de enfermedades degenerativas se encuentran entre las personas que están un 15 por ciento por debajo de los estándares convencionales de peso, ya que lo que se considera normal en cuanto al peso corporal es excesivo, si se lo evalúa en función de los estándares sanitarios actuales».

Lo más común es que un estilo de vida causante de obesidad sea un estilo de vida causante de enfermedad. El programa de la antidieta ha sido pensado para ofrecer un nuevo estilo de vida. Muchos de los problemas del exceso de peso, y de la mala salud que éste provoca, resultan de no saber cómo funciona el cuerpo humano, de no conocer el papel crítico que desempeña la energía en la pérdida de peso, y de algunas ideas sumamente erróneas respecto de la forma en que se ha de comer. Dice Joy Gross en su libro *Positive Power*

People: «La vida se basa en leyes sobrecogedoramente inmutables. Ignorarlas no libra a nadie de las consecuencias de no aplicarlas o de infringirlas». Este programa se basa en leyes universales y en verdades fisiológicas. ¡Aplícalas a tu vida! Gratifícate generosamente con un cuerpo esbelto y joven, pleno de belleza y vitalidad... y disfruta de salud física, emocional y espiritual.

Hace más o menos diecisiete años, un amigo me dijo, en un momento de enfado:

—Oye, Tripitas, ¿por qué no te resignas de una vez a ser gordo?

¿Tripitas? ¿Yo? Sus palabras me afectaron como si alguien me hubiera puesto sobre la cabeza una pesada olla de hierro para después aplastarla de un mazazo. Y no me faltaban razones para que su comentario me resultara tan destructivo. Para empezar, yo estaba seguro de disimular con una astucia fantástica los centímetros que me sobraban de cintura, usando ropa suelta, pero de muy buen corte... el lector ya me entiende. Pero lo que más me frustró fue que había estado poniendo todas mis esperanzas en diversas dietas, y el comentario de mi amigo me hizo caer en la cuenta del poco éxito que había tenido con ellas. Yo probaba cualquier programa que aparecía en el horizonte, y si la cosa consistía en no comer más que huevos y queso durante treinta días, pues lo hacía, lo mismo que si me hablaban de sobrevivir un mes con apio y hamburguesas. Y *rebajaba* peso, claro que rebajaba, pero naturalmente, tan pronto como abandonaba el programa retomaba mis antiguos hábitos alimenticios y volvía a pesar lo mismo que antes. Si alguna vez el lector ha hecho dieta, me entenderá, porque —seamos sinceros— ¿en qué estaba pensando durante todo el tiempo que hacía dieta? ¡EN COMER! Tan pronto como había terminado la ordalía salía de casa corriendo como gato escaldado, a poner término a mis angustias. Y siempre me encontraba con que, por más peso que hubiera perdido, en menos tiempo de lo que me había llevado rebajar ya lo había recuperado, con un par de kilos adicionales.

De pequeño, yo no había sido gordo, pero después que me licenciaron en la Fuerza Aérea, con algo más de veinte años, empecé a luchar con un problema de peso que simplemente no podía superar. En una época de mi vida en que debería haber sido activo y enérgico, tenía un exceso de peso de casi 23 kg. Cuando finalmente alcancé y *pasé* la temida cifra de 90 kg, estaba desesperado. Por la misma época murió mi padre, todavía muy joven, de cáncer de estómago. Fue un proceso terrible y prolongado, y el recuerdo de sus últimos días jamás me abandonará. De joven había sido boxeador y estibador, fuerte y fornido, con más de 90 kg de peso; cuando murió pesaba menos de 45. Poco después de su muerte me desperté, una noche, aterrado al darme cuenta de que con mi estructura ósea ligera, mi 1,77 m de estatura y mis 91,5 kg de peso, tenía todos los problemas que él había padecido durante su vida. Él también pesaba más de 90 kg y, lo mismo que yo, jamás se había sentido realmente bien. Mis estudios posteriores me demostraron que siempre que anda uno excedido en más de veinte kilos de peso, se está preparando también otros problemas. Mi padre tenía frecuentes resfriados, dolores de cabeza y problemas estomacales, y su queja constante era la falta de energía. Yo también tenía esos problemas. No participaba en deportes ni en actividades sociales. Tener que quitarme la camisa en la playa era siempre una experiencia traumática. Cuando terminaba el trabajo cotidiano, no me quedaban fuerzas más que para comer y autocompadecerme. (Aparentemente, para comer siempre me quedaba algún resto de energía.) Cuando murió mi padre no sólo me autocompadecí, sino que me asusté.

Ese miedo fue el incentivo que me llevó a dar un giro decisivo. El miedo de morirme joven se unió a mi deseo de que no me llamaran «Tripitas» y me impulsó, finalmente, a emprender decididamente la acción. Estaba dispuesto a renunciar a mi invariable hamburguesa con coca-cola para consagrarme a la resurrección de mi cuerpo. En el ardor de mi entusiasmo, y con gran resolución, me zambullí espectacularmente en una serie de dietas que me aseguraban que me harían bajar permanentemente de peso. Hice la primera dieta, después la segunda, más adelante la tercera. Tras una considerable cantidad de frustración y decepciones, llegué a darme cuenta de que...

Capítulo 1

Las dietas no funcionan

Hacer dieta es un proceso que se encuentra entre las experiencias más ineficaces y más curiosas del ser humano. ¿Qué otra ocasión hay en que la gente se someta disciplinadamente a privaciones durante días, semanas e incluso meses, con el fin de alcanzar cierto objetivo, para terminar comprobando que el tal objetivo comienza a desvirtuarse tan pronto como ha sido alcanzado? Y por si esta experiencia no fuera suficientemente frustrante, muchas personas que hacen dieta se someten regularmente a este proceso y pierden con gran entusiasmo, y durante corto tiempo, algunos kilos para recuperarlos después. Son personas que se agotan mental, física, espiritual y emocionalmente, buscando siempre un resultado permanente que no encuentran jamás. Y esta búsqueda, frecuente y estéril, crea el exceso de estrés y el trastorno emocional que tan bien conocen quienes hacen dieta.

Preguntémonos, de todas maneras, qué es una dieta. La gente cede a sus propios caprichos hasta llegar a un punto en que ya no puede mirarse al espejo, o en que se encuentra con que la ropa ya no le va. Entonces, a regañadientes, se obliga a «hacer dieta» para compensar así el anterior exceso de tolerancia. Es como correr a echar llave a la puerta del garaje cuando alguien se ha llevado ya el coche. Es demasiado tarde; el daño está hecho. El «remedio» para estos excesos es, generalmente, la privación, y casi todas las «dietas curativas» que se ofrecen hoy en el mercado exigen que quien las sigue rebaje de peso *al precio que sea*. Los planes dietéticos son una forma sumamente cara de perder peso, y muchas veces su coste real es el bienestar de la persona.

¿Por qué no funcionan las dietas? La respuesta es, en realidad, muy simple. ¿En qué piensa uno cuando está haciendo dieta? Tal como me sucedía a mí, generalmente está pensando en lo que va a comer cuando finalmente haya terminado con esa dura prueba. ¿Cómo es posible tener éxito con una dieta si uno no piensa más que en comer? La privación *no* es la forma de lograr una pérdida de peso *saludable* y *permanente*. Generalmente, es la causa de que después uno se atiborre, con lo cual se complica el problema. Entre el privarse y el atiborrarse se establece un círculo vicioso, que es precisamente uno de los muchos inconvenientes de las dietas.

Otro problema es que las dietas son temporales; por consiguiente, también los resultados tienen que ser temporales. El lector quiere ser delgado: ¿temporal o permanentemente? Las medidas permanentes dan resultados permanentes, y las temporales, resultados temporales. ¿Nunca habéis escuchado esta queja: «He probado todas las dietas que se anuncian, y ninguna me ha resultado»? ¿Por qué han probado todas las dietas? Si las han probado todas, sin obtener éxito, es porque hacer dieta es encarar mal el problema. Las dietas fallan por lo que llevan implícito de disciplina forzada, algo que muy pocas personas pueden aguantar con éxito cuando se trata de comida. Y sin embargo son muchos los que, al no tener otra alternativa, siguen haciendo lo que siempre han hecho —dieta— porque jamás les han ofrecido otra alternativa viable. Siguen en busca de esa única panacea que, de una vez por todas, pondrá término a la batalla de los centímetros y los kilos.

Cuando nos ponemos a dieta, nuestro organismo pasa por una brusca etapa de confusión, mientras intenta adaptarse al nuevo régimen. Después, cuando el régimen termina, tiene que readaptarse al modelo antiguo. Es como coger una varilla de metal y empezar a doblarla y doblarla: finalmente, se debilita y se rompe. Si sometemos nuestro cuerpo a este proceso de adaptación y readaptación una y otra vez, terminará por debilitarse hasta que sobrevenga un colapso.

Pero al atacar las dietas, estoy atacando algo que es una institución en el mundo contemporáneo. Según una encuesta efectuada por la firma Louis Harris, se considera por ejemplo que un 62 por ciento de los norteamericanos están excedidos de peso. A más de 44 millones de norteamericanos se los considera clínicamente obesos; es decir, que tienen un exceso de peso de diez kilos o más. Más de la mitad de la nación está —o ha estado— a dieta.

Pero la realidad de las cosas es que las dietas no funcionan. Nunca han funcionado, ni jamás funcionarán. Para demostrarlo no hace falta más que considerar las cifras. ¿Cuántas dietas han aparecido durante los últimos veinte años? ¿Cincuenta, cien? Si realmente *funcionaran*, ¿qué necesidad habría de una interminable cadena de dietas? Si las dietas funcionaran, las cifras de obesidad disminuirían, en vez de ir en aumento. En 1982, solamente en Estados Unidos, se gastaron quince mil millones de dólares en planes para rebajar de peso. ¡Quince mil millones de dólares! Si alguno de mis lectores tuviera quince mil millones de dólares para gastar, podría gastar un millón de dólares por día durante cuarenta años, ¡y todavía le sobrarían cuatrocientos millones de dólares! Si las dietas funcionaran, ¿acaso esa suma monumental de dinero no habría puesto término al problema? El hecho es que en Estados Unidos esa ya increíble cantidad se incrementa anualmente en mil millones de dólares. A pesar de las dietas nuevas que vienen y van, el problema está empeorando.

Es obvio que la gente se ha cansado de pensar en hacer dieta. Reinan la confusión y la frustración, porque la mayoría de las dietas se contradicen entre ellas. Y cuando las supuestas autoridades no se ponen de acuerdo, ¿qué puede creer el lego? Una dieta popular dice que hay que comer principalmente proteínas y muy pocos carbohidratos. Otra, no menos popular, sostiene que hay que comer principalmente carbohidratos y muy pocas proteínas. ¿Puede ser que acierten ambas? Otro plan dice que hay que comer cualquier cosa que le apetezca a uno en ese momento, y después hacerlo bajar con piñas y papayas. También está el que dice que comamos una pequeña combinación de todo lo que nos guste, pero que no nos olvidemos de hacer ejercicio, y destaca además el pensamiento positivo. Y hay otra «dieta» que te dice que comamos cualquier cosa que se nos ocurra, pero que no nos olvidemos de pesarlo. Más allá otra recomienda que se siga su programa solamente dos semanas y se descanse otras dos. Muchas dietas se limitan a apoyarse en un tedioso recuento de calorías. La más peligrosa de todas es el último grito de la moda dietética, que sustituye la comida natural por fármacos y «polvos nutritivos». Todavía no se ha estimado el coste de estas variantes en función del bienestar de la gente. Y puesto que en el pasado nos hemos fiado a tal punto de las dietas, y ya sabemos que no funcionan, ¿qué alternativa nos queda? Pues ¡LA QUE ESTÁIS LEYENDO!

Lo que aquí presentamos es información de sentido común, que la gente puede usar para determinar por sí misma lo que le va mejor. Es hora de que volvamos a asumir el control y la responsabilidad que esgrimen quienes se lo pasan discutiendo quién tiene la respuesta correcta. Lo que ofrecemos es un enfoque nuevo, una nueva manera de pensar, *una nueva manera de comer*, de modo que las dietas pasan a ser tan innecesarias y a estar tan pasadas de moda como los sellos para lacrar. Ya que es evidente que las dietas no funcionan, liberémonos de una buena vez de ellas. ¿Por qué no comprobar de primera mano que los únicos resultados permanentes en lo que se refiere a rebajar de peso sólo se conseguirán cuando **DEJEMOS DE HACER DIETA**?

Fue lo que yo hice. Finalmente, me harté y abandoné las dietas, decidido a encontrar una respuesta que tuviera sentido para mí, que fuera razonable y permanente. Después de tres años de volverme loco con las dietas, se me hizo evidente que lo que necesitaba era aprender la manera de cuidar adecuadamente de mi cuerpo. Lo que quería encontrar era una orientación que me enseñara a adquirir y mantener aquel cuerpo esbelto y sano que —como yo bien *sabía*— llevaba dentro.

Una noche, en un festival de música muy lejos de donde yo vivo, oí la conversación de dos personas de aspecto muy saludable. Hablaban de un amigo que tenían en Santa Bárbara, California, y de sus conferencias sobre la salud. Enseguida puse atención. Les pedí disculpas por interrumpirlos y les pregunté de quién estaban hablando. En menos de veinticuatro horas iba yo camino de Santa Bárbara. Poco me imaginaba entonces que estaba a un paso de uno de los descubrimientos más importantes de mi vida. Estaba a punto de tomar contacto con esa extraordinaria y antiquísima ciencia que es...

Capítulo 2

La higiene natural

La higiene natural. La primera vez que lo oí decir pensé: ya, ya sé... Cepillarse los dientes y lavarse detrás de las orejas. Y la verdad es que hay mucha gente que piensa lo mismo al oír esa expresión. Pero en realidad, la higiene natural es un forma extraordinaria de enfocar el cuidado y el mantenimiento del cuerpo humano. La primera vez que oí el término, estaba frente a la persona más sana que jamás hubiera visto en mi vida. Con una mirada me bastó para saber que *tenía* que saber cómo cuidar de su cuerpo. Al mirar sus ojos claros, su piel radiante, su porte sereno y su cuerpo bien proporcionado, no pude dejar de pensar en todos los profesionales de la salud que me habían brindado antes sus consejos, y que, como ejemplos de un ideal físico, no eran mejores que yo. Cuando lo conocí, aquel hombre me dijo:

—Fíjese, se está usted matando, y sin razón alguna.

Sentí que me iluminaba como un árbol de Navidad. Aquellas palabras fueron mi primer contacto con la higiene natural, y el comienzo de una amistad sumamente gratificante. En unas pocas horas, Jensen (un seudónimo que uso a petición de él) me explicó de la manera más simple y concisa por qué yo estaba gordo y por qué me costaba tal esfuerzo rebajar de peso y mantenerme delgado. Todo me pareció tan sensato que me quedé azorado ante tan evidente simplicidad. Al escuchar esa primera explicación de cómo conseguir y mantener un cuerpo verdaderamente «en forma», del cual pudiera enorgullecerme, me sentí inundado por una sensación de regocijo y alivio como jamás había sentido. Ésa era la información que tan seguro había estado de encontrar alguna vez.

Durante los tres años y medio siguientes, tuve la buena suerte de poder estudiar con Jensen; fue una experiencia que me abrió los ojos. No sólo me beneficié, día a día, de sus conocimientos, sino que adquirí y leí todo lo que pude encontrar sobre el tema de la higiene natural. Y decidí que su estudio, su práctica y su enseñanza debían ser la labor de mi vida. Después del período de Santa Bárbara, continué estudiándola intensamente durante los diez años siguientes. Durante varios años trabajé como asesor privado, enseñando a la gente a usar los principios de la higiene natural como estilo de vida, y aún sigo haciéndolo. En 1981 inicié un programa de seminarios, el «método Diamond», y desde entonces he hablado con millares de personas. Los centenares de cartas entusiastas que recibo de gente de toda edad y condición dan testimonio de la eficacia de esta manera de comer. A comienzos de 1983 me doctoré en ciencias de la nutrición en el American College of Health Science de Austin, Texas, la única institución en Estados Unidos que concede diplomas a graduados en higiene natural.

Un mes después de mi primer contacto con la higiene natural había rebajado los veinte kilos de exceso que tantos problemas me habían traído. Eso fue en 1970, y desde entonces no he vuelto a recuperar nada de ese peso. Y me encanta comer. Soy una de esas personas que pueden aumentarse algún kilito nada más que con leer la revista *Gourmet*. Pero ahora la diferencia está en que he aprendido la *manera* de comer, es decir, que no sólo satisfago mi *deseo* de hacerlo, sino que también colaboro con mi cuerpo para mantenerlo en el peso que es mejor para mí. He aprendido a comer para vivir, en vez de vivir para comer. Dicho de otra manera: si en todos estos años no he recuperado el exceso de peso, es porque no me liberé de él con una dieta. Alteré mis hábitos de alimentación, y éste es el resultado.

Y la pérdida de peso no es más que uno de los beneficios de anotarse a la higiene natural como estilo de vida. También logré un aumento de energía increíble y una sensación general de bienestar inmensa. Jamás se me hubiera ocurrido que podría llegar a experimentar tales sensaciones. Actualmente, mi excedente normal de energía es tal que algunos conocidos míos me encuentran molesto. Y puesto que paso ya de los cuarenta años, no puedo menos de sentirme encantado al comprobar que estoy ahora mucho más sano que cuando tenía veinticinco. Y todo eso se lo debo a la higiene natural.

Se trata de una disciplina cuya historia se remonta a la antigua Grecia. Cuatrocientos años antes de Cristo, Hipócrates enunció con toda precisión su punto de vista al decir: «En tu alimentación está tu curación». La historia moderna de la higiene natural en Estados Unidos se inició en 1830, cuando se formó una organización llamada la American Physiological Society, que ocho años más tarde fundó una librería y una tienda de comestibles en Boston, que fue, de hecho, la primera tienda dietética del país.

Hacia 1850 cuatro médicos —Sylvester Graham, William Alcott, Mary Grove e Isaac Jennings— comenzaron el primer movimiento importante de higiene natural en la época moderna. A sus filas se unieron rápidamente muchos otros miembros de la profesión médica, deseosos de dar un giro más natural a la medicina tradicional. En 1862 el doctor Russel Trall formó una asociación higiénica nacional. En 1872 el doctor Trall publicó *The Hygienic System*, obra que fue muy bien recibida, predecesora de muchas otras sobre la higiene natural que enseñaron la importancia de la dieta para la adquisición y el mantenimiento de un nivel de salud óptimo.

Uno de los practicantes más respetados y respetables de esta disciplina en la actualidad es el doctor Herbert M. Shelton, actualmente retirado, pero que entre 1928 y 1981 dirigió una «escuela de salud», que incluía una clínica, laboratorios y un programa de enseñanza, en San Antonio, Texas. Al doctor Shelton se le considera generalmente la mayor autoridad en lo que se refiere a los principios y la práctica de la higiene natural. Autor de numerosas obras, que sintetizan sus ideas y descubrimientos, la ciencia —y arte— de la higiene natural debe a este hombre más que a ninguna otra persona. En palabras del doctor Shelton: «Las leyes de la naturaleza, las verdades del universo, los principios de la ciencia, son tan ciertos, tan fijos y tan inmutables en relación con la salud como en relación con cualquier otra cosa. La higiene natural es aquella rama de la biología que investiga y aplica las condiciones de las cuales dependen la vida y la salud, y los medios por los cuales esta última se sostiene en toda su virtud y pureza, y se restablece cuando se la ha perdido o está menoscabada».

El representante más eminente y activo de la higiene natural es hoy, sin duda alguna, T. C. Fry, decano del American College of Health Science y brillantísimo defensor de la salud, quien afirma: «La higiene natural está en armonía con la naturaleza, de acuerdo con los principios de la existencia vital y orgánica; es científicamente correcta, coherente en sus principios éticos y filosóficos, acorde con el sentido común, de comprobado éxito en la práctica, y una bendición para el género humano. Su credo es: "Sólo una manera sana de vivir produce salud"».

Recientemente, el doctor K. R. Sidhwa, destacado representante de esta especialidad en Londres, describió la higiene natural, en el Tercer Congreso de Medicinas Alternativas, como «la técnica curativa fundamental». En la actualidad la practican, en el mundo entero, gentes que disfrutan de una vida larga, sana y libre de enfermedades.

Pero qué significa, exactamente, «higiene natural». Si el lector también pensó, en un primer momento, que se trataba de cepillarse los dientes, no andaba tan despistado. La palabra *higiene* significa limpieza. *Natural* alude a un proceso no obstaculizado por fuerzas artificiales. **EL FUNDAMENTO BÁSICO DE LA HIGIENE NATURAL ES EL HECHO DE QUE EL CUERPO ESTÁ CONTINUAMENTE LUCHANDO POR MANTENER LA SALUD, Y DE QUE LO LOGRA LIMPIÁNDOSE CONTINUAMENTE DE DESECHOS NOCIVOS.** Se trata de un enfoque orientado a entender el efecto que tiene la alimentación sobre la duración y calidad de la vida, y centrado en la prevención y en la vida sana. Más que a combatir constantemente los efectos de una continua violación de las leyes naturales, enseña a eliminar la *causa* de los problemas.

La esencia de la higiene natural es la propia capacidad del cuerpo para autodepurarse, autocurarse y automantenerse. La higiene natural se basa en la idea de que todo el poder de curación del universo se encuentra dentro del cuerpo humano; de que la naturaleza es siempre correcta y no admite que se la mejore. Por consiguiente, la naturaleza no tiende a desvirtuar ninguna de sus propias operaciones. Sólo tenemos problemas de mala salud (p. ej., exceso de peso, dolor, estrés) cuando violamos las leyes naturales de la vida.

La más hermosa característica de la higiene natural es que nos da la oportunidad de controlar el peso, ofreciéndonos los instrumentos necesarios, algunos de ellos innatos: el sentido común, los instintos, la lógica, el razonamiento. Éstos son instrumentos críticos que todos traemos como parte de nuestro equipo, pero por una u otra razón, vamos perdiendo confianza en estos atributos. Es increíble la cantidad de veces que, después de haber escuchado cómo la higiene natural explica una situación determinada, he oído decir a la gente: «Fíjese, yo siempre sentí que las cosas tenían que ser así, pero...». Sus instintos les decían una cosa, pero las presiones externas los convencían de que debían hacer otra. Con el correr del tiempo, habían ido haciendo cada vez menos caso a sus instintos, hasta terminar por no advertirlos siquiera. A lo largo de este libro se encontrarán muchos ejemplos de cómo valerse del sentido común, los instintos y la lógica para controlar el peso corporal.

El más importante de estos instrumentos —en realidad, el mayor de todos los dones— es el cuerpo humano, y la inmensa inteligencia que lo dirige. El cuerpo humano tiene que ser la creación más estupenda de la naturaleza; su poder, su capacidad y su adaptabilidad no tienen igual. La inteligencia inherente a nuestros cuerpos es de una magnitud tal que literalmente da vértigo. El corazón humano late unas cien mil veces cada veinticuatro horas. Considérese el hecho de que el corazón y su sistema de bombeo, que los científicos han intentado reproducir sin éxito, bombea 5,5 litros de sangre a través de más de 154.000 kilómetros de vasos sanguíneos, lo que equivale a bombear 23.940 litros *por día*. Esto significa casi 437 millones de litros en sólo cincuenta años.

Los 5,5 litros de sangre están hechos de más de 25 billones de glóbulos que *cada día* hacen entre tres y cinco mil viajes por todo el cuerpo. Y a cada segundo se producen ¡siete millones de glóbulos sanguíneos nuevos! Este sistema de bombeo tiene la capacidad de trabajar *sin descanso* durante décadas, sin saltarse un latido. ¡Y esto no es más que el sistema circulatorio!

Considérese el calor que debe generar esta máquina para cumplir sus funciones, y sin embargo, ¡mantiene una temperatura constante de alrededor de 37 °C! El órgano más grande del cuerpo, la piel, cuenta con más de cuatro millones de poros que continuamente actúan como sistema de refrigeración del motor. Los sistemas digestivo y metabólico tienen la notable capacidad de transformar la comida que ingerimos en sangre, huesos y estructuras celulares. Se mantiene siempre un equilibrio perfecto, que se destruiría si el sistema se desconectara incluso por un tiempo brevísimo. Los pulmones consiguen proporcionar a la sangre el oxígeno que necesita. Un complejo sistema óseo proporciona el armazón que permite al cuerpo mantenerse erguido y andar, y trabaja en armonía con un extraordinario sistema muscular que posibilita la locomoción.

Sorprendentemente, ¡esta máquina es capaz de reproducirse! La fuerza y la sabiduría necesarias para convertir un óvulo fecundado en un hombre o una mujer adulta son algo que excede nuestra comprensión. Sólo los cinco sentidos bastan para dejar atónito al intelecto. La lista de actividades que el cuerpo lleva a cabo regularmente podría llenar un libro. Y este pináculo de perfección culmina en el cerebro, que supervisa todas estas actividades maravillosas, asegurándose de que todo funcione con una precisión que haría parecer burda la obra del mejor de los maestros relojeros. El cerebro está formado por más de 25.000 millones de células, que se cuentan entre las más desarrolladas que se conoce.

Mirar una célula individual es aún más impresionante. Una célula no se puede ver sin un microscopio, y sin embargo, lo que sucede en el interior de una célula es asombroso. Se dice que la sabiduría de una sola célula excede todo el conocimiento acumulado hasta el día de hoy por la raza humana. Incluso la célula más pequeña de nuestro cuerpo tiene aproximadamente mil millones de veces el tamaño del más pequeño de sus componentes. La célula es la sede de más reacciones químicas que todas las fábricas de productos químicos del mundo combinadas. Hay miles de componentes en una célula: cromosomas, genes, ADN, organelas, mitocondrios, enzimas, hormonas, aminoácidos y miles de sustancias y compuestos, demasiado numerosos para mencionarlos. Y no hay nadie en el mundo que pueda explicar qué es lo que hace funcionar a una célula. Es posible clasificar todos los miles de funciones diferentes, pero la fuerza que hay detrás de ellas trasciende nuestra comprensión. En otras palabras, la inteligencia innata del cuerpo es infinitamente más compleja que nuestra mente pensante. ¡Y pensar que hay más de 75 billones (75.000.000.000.000) de estas células asombrosas que funcionan con impecable perfección durante sesenta, setenta, ochenta o más años!

Dentro de cada célula hay un núcleo que contiene cromosomas integrados por genes. Y dentro de los genes está la sustancia de la vida: el ADN. El ADN es lo que determina el color de los ojos, o la fragancia de una flor, o la iridiscencia de las plumas de un pájaro. Si tomáramos todo el ADN de todos los genes de nuestros setenta y cinco billones de células, entrarían en una caja del tamaño de un cubito de hielo. Y sin embargo, si todo ese ADN se desenmarañara y se ordenara, formaría una cuerda capaz de llegar de la Tierra al Sol, ida y vuelta, más de cuatrocientas veces. ¡Eso equivale a casi 130.000 millones de kilómetros!

Nos valdremos de una analogía para que el lector pueda entender la magnitud de las cifras de que hablamos, y las proporciones titánicas de la cooperación necesaria para coordinarlas. Consideremos que la Tierra tiene aproximadamente cuatro mil millones de habitantes. Pues bien, es evidente que sería difícil imaginarse siquiera a unos cuantos millones de ellos reunidos para colaborar armoniosamente *en todas las cosas*. Si eso parece difícil, imaginémonos a los cuatro mil millones de habitantes del planeta actuando al unísono. Por imposible que parezca, es nada si se lo compara con el funcionamiento interno del cuerpo. Imaginemos dieciocho mil Tierras, *cada una* de ellas con sus cuatro mil millones de habitantes, y que actuaran al unísono hasta el último de ellos. Todos tienen las mismas ideas políticas, las mismas creencias religiosas y los mismos postulados intelectuales, y todos se esfuerzan por conseguir exactamente los mismos objetivos. ¡Vamos! Hay más probabilidades de que la Luna esté hecha de queso. ¡Pero eso es precisamente lo que hacen, día tras día, los billones de células de nuestro cuerpo!

Una célula humana en el laboratorio, libre de toda influencia del cuerpo, se dividirá unas cincuenta veces antes de morir. Si todas nuestras células se dividieran con esa frecuencia, llegaríamos a tener unas proporciones y un peso increíbles. Sólo con comparaciones tan alucinantes como éstas es posible hacerse alguna idea de la inteligencia infinita que es necesaria para coordinar las actividades de un número astronómico de células.

Como último ejemplo, imagínese el lector escribiendo una carta sumamente importante al mismo tiempo que mira su programa de televisión favorito *y* escucha la grabación de una clase. ¿De qué manera se desempeñaría en cada una de estas funciones? Probablemente, no demasiado bien. Piense ahora que, al mismo tiempo, tiene que prepararse la comida y fregar el suelo. Nada, imposible. El intento de hacer estas cinco cosas al mismo tiempo no deja margen para que ni una sola de ellas se haga con un mínimo nivel de eficiencia. Y no son más que cinco actividades. ¡Nuestro cuerpo realiza miles de billones de procesos durante las veinticuatro horas del día! No millones ni miles de millones, sino miles de billones, y no al azar, sino con absoluta perfección, llevando a cabo todos los procesos metabólicos y vitales que aseguran nuestra existencia. Cuando consideramos la vastedad de las funciones y procesos del cuerpo humano, nos abruma la inteligencia enorme que en ellos se manifiesta.

Si consideramos estos hechos, ¿es concebible que esta máquina, verdaderamente magnífica, no tenga el mecanismo necesario para mantener el peso corporal adecuado? *No*, no es concebible. El cuerpo tiene incorporados desde el nacimiento los mecanismos de autopreservación necesarios. **ESTAR SANOS ES NUESTRO PATRIMONIO NATURAL, Y TENER UN EXCESO DE PESO ES NO ESTAR SANO.** De la misma manera que una planta buscará siempre la fuente de la luz, sea cual fuere el lugar de la habitación donde se encuentre, así nuestro cuerpo pugnará siempre por la perfección. Como proceso biológico de la existencia, tan automático como la respiración o el parpadeo, el cuerpo humano se esfuerza incesantemente por estar en forma. *El secreto está en aprender a facilitárselo, en vez de dificultarle las cosas.* Todas nuestras formas de interacción con el medio afectan nuestro bienestar, pero en ningún otro aspecto de la vida violamos nuestras necesidades biológicas de manera más flagrante que en el de la dieta. Si alguien tiene un problema de peso, es incuestionable que la comida que está metiéndose en el cuerpo es el principal factor que determina ese problema. Desde todos los campos de las profesiones médicas se va aportando cada vez más luz en lo referente al conocimiento de la relación entre alimentación y bienestar.

Una carta del doctor David Reuben a sus colegas, que aparece en su libro *Everything You Always Wanted to Know About Nutrition* (Todo lo que usted siempre quiso saber sobre la nutrición), dice: «Hay toda una categoría de sustancias que tienen sobre nuestros pacientes un efecto mucho más intenso que los fármacos. Esa categoría es la comida y, aunque sin culpa alguna por nuestra parte, se trata de un dominio de la medicina que hemos descuidado. Estuvo descuidado durante nuestra formación médica, durante nuestros internados y durante nuestra residencia. Y con buenas razones: teníamos que atender grandes cantidades de enfermos.

»Pero ahora se está haciendo evidente, en cada una de nuestras publicaciones médicas más responsables, que muchos de esos "enfermos" lo están, específicamente, por causa de lo que comen... o de lo que no comen.» Y agrega, dirigiéndose específicamente al pueblo norteamericano: «... la mayor amenaza a vuestra supervivencia y a la de vuestros hijos no es ninguna arma nuclear terrible. *Es lo que vais a comer esta noche en la cena».*

El libro *Dietary Goals for the United States* (Objetivos dietéticos para los Estados Unidos), preparado por el equipo de la

Comisión de Nutrición y Necesidades Humanas del Senado de Estados Unidos, expresa: «En cuanto nación, hemos llegado a creer que la medicina y la tecnología médica pueden resolver nuestros principales problemas sanitarios. Durante mucho tiempo, el papel de factores tan importantes como la dieta en el cáncer y las enfermedades cardíacas ha quedado oscurecido por el énfasis que hemos puesto en la victoria sobre tales enfermedades mediante los milagros de la medicina moderna. Lo que ha estado a la orden del día ha sido el tratamiento, no la prevención.

»Los problemas jamás pueden ser resueltos intensificando simplemente la atención médica. La salud de los individuos y la salud de la población están determinadas por diversos factores biológicos, de conducta y ambientales. *¡Ninguno de ellos es más importante que lo que comemos!*»

Si se puede suponer que la incidencia de las dos primeras enfermedades letales (las afecciones cardíacas y el cáncer) en Estados Unidos puede reducirse sólo con que la gente sepa qué y cómo comer, imaginemos lo que ese conocimiento podría hacer para resolver el problema del exceso de peso, que con frecuencia es el precursor de los otros dos. Afortunadamente ahora que por fin se ha puesto de manifiesto que la comida que ingerimos, la obesidad y las enfermedades degenerativas se encuentran mutuamente relacionadas, podemos vincular este descubrimiento con todo un dominio del conocimiento que se dedica a estudiar los efectos de la comida sobre el cuerpo humano.

Es interesante que en Estados Unidos la higiene natural haya existido y haya sido utilizada por miles de personas durante más de un siglo y medio, y que sin embargo sean muy pocos los que han oído hablar de ella. Es muy posible que el lector jamás la haya oído nombrar antes de leer esta introducción. Durante mis seminarios, siempre pregunto a los concurrentes: «¿Cuántos de vosotros habéis oído hablar de la higiene natural?» *¡Los que levantan la mano jamás llegan al uno por ciento!* Es extraño que un aspecto tan simple, tan práctico y tan *eficaz* de la atención sanitaria sea a tal punto desconocido. Aparte de que no recibe la suficiente atención en los medios de comunicación, la razón de esta ignorancia es que nunca se ha hecho un resumen de sus principios que sea, a la vez, un programa viable para que la gente lo lleve a la práctica.

Lo que Marilyn y yo hemos hecho es sintetizar los puntos fundamentales de la higiene natural en forma de principios dietéticos sensatos y sencillos de seguir, que facilitan el objetivo de eliminar la obesidad y disminuyen la necesidad de hacer dieta. Según dice Jack D. Trop, ex presidente de la American Natural Hygiene Society, fundada en 1948, **LA ANTIDIETA** «simplifica los puntos fundamentales de la higiene natural y, por primera vez en la historia, los somete a una amplia discusión pública».

Ahora, para profundizar un poco más en sus principios, echaremos una mirada a uno de los fenómenos más interesantes del cuerpo humano, del cual debemos tener conocimiento para aprender la manera de perder peso en forma fácil y permanente. Lo más probable es que el lector, aunque haya tenido amplia experiencia en dietas, no haya llegado nunca a establecer contacto con un hecho tan fascinante como...

Capítulo 3

Los ciclos naturales del cuerpo
(Breve introducción)

¿Qué son estos ciclos? ¡La mayoría de las personas ni siquiera se han enterado de que existen! Sin embargo, los ciclos fisiológicos han sido estudiados ampliamente por científicos como el sueco Are Waerland, por T. C. Fry, del American College of Health Science, por el psicólogo Gay Gaer-Luce en sus escritos sobre los relojes biológicos y por miles de investigadores y científicos que se han ocupado de los ritmos del funcionamiento del organismo. La información proveniente de estas fuentes es la base de nuestra idea de que la capacidad humana para procesar sus alimentos se funda en el funcionamiento eficaz de tres ciclos regulares cotidianos.

Estos ciclos se basan en funciones corporales bastante obvias. Para expresarlo con la mayor simplicidad posible, digamos que diariamente ingerimos alimentos (apropiación), absorbemos y usamos parte de ellos (asimilación) y nos libramos de lo que no usamos (eliminación). Aunque cada una de estas funciones está, en alguna medida, continuamente en marcha, cada una de ellas se intensifica durante ciertas horas del día.

Del mediodía a las 8 p.m.:
– **APROPIACIÓN** (ingestión y digestión)

De las 8 p.m. a las 4 a.m.:
— **ASIMILACIÓN** (absorción y uso)
De las 4 p.m. al mediodía:
— **ELIMINACIÓN**
   (de desechos corporales y restos de alimentos)

Allí donde el condicionamiento cultural impone un horario de comidas diferente del norteamericano, en el cual se basa este libro, los ciclos se adaptan espontáneamente a la situación y se produce un natural desplazamiento horario. Para España, por ejemplo, la situación sería, aproximadamente:

De 14 a 22 horas: **APROPIACIÓN**
De 22 a 6 horas: **ASIMILACIÓN**
De 6 a 14 horas: **ELIMINACIÓN**

Nuestros ciclos corporales pueden llegar a resultarnos evidentes con sólo prestar atención a cómo actúa nuestro cuerpo. Es obvio que comemos (nos apropiamos) durante las horas de vigilia, y si postergamos la hora de la comida, el hambre tiende a ir en aumento a medida que transcurre el día. Cuando dormimos y el cuerpo no tiene que hacer ningún otro trabajo manifiesto, está asimilando lo que tomó durante el día. Por la mañana, cuando nos despertamos, tenemos «mal aliento» y, en ocasiones, la lengua sucia porque el cuerpo está en mitad del proceso de eliminación de lo que no fue usado, de los desechos corporales.

¿Habéis notado alguna vez lo que sucede cuando cenáis tarde? Cuando os despertáis os sentís atontados, como «drogados», porque se ha interrumpido el ciclo de asimilación, que se produce después de que la comida ha salido del estómago. Fisiológicamente, nuestro cuerpo quiere comer temprano por la noche, de manera que puedan pasar por lo menos tres horas, el tiempo necesario para que la comida salga del estómago, y el ciclo de asimilación pueda empezar a su hora. Como los alimentos no han sido digeridos, porque habéis cenado muy tarde, no están listos para ser asimilados. Habéis extendido el ciclo de apropiación mucho más allá de sus límites, y habéis postergado el ciclo de asimilación extendiéndolo hasta la hora en que el cuerpo quiere estar eliminando. Los ciclos regulares de ocho horas se han alterado. Como se ha obstaculizado el funcionamiento natural del cuerpo, uno se despierta sintiéndose «drogado». De la misma manera, si uno se salta alguna vez el desayuno, lo más probable es que aguante hasta el almuerzo, porque el cuerpo estaba eliminando, y no quería comer. Sin embargo, pasarse de la hora del almuerzo sin comer sería incómodo, porque entonces el cuerpo ya habría entrado en el ciclo de apropiación y estaría preparado para aceptar alimento.

Este programa ha sido pensado para que el lector *vuelva* a un estilo de vida basado en los ciclos naturales del cuerpo. A medida que avancemos y estéis más familiarizados con los principios que constituyen la base del programa, se hará cada vez más evidente la utilidad de los ciclos corporales. Por ahora, es suficiente con entender que quienes estén librando la batalla contra el volumen son los que más deben preocuparse por el ciclo de eliminación. Si se facilita este ciclo en vez de obstruirlo, está prácticamente garantizado el éxito: podremos liberar el cuerpo esbelto que todos llevamos dentro. Se ha de entender que la eliminación significa la remoción de los desechos tóxicos y del exceso de peso almacenados en el cuerpo. La razón de que en Estados Unidos el 62 por ciento de la población padezca un exceso de peso reside en que nuestros hábitos tradicionales de alimentación han obstruido persistentemente la importantísima función de eliminación. Dicho de otro modo, que hemos venido alimentándonos (¡y de qué manera!) y usando la parte que necesitamos de esos alimentos, pero **NO** nos hemos ido deshaciendo de lo que no podemos usar. Como son tantos los norteamericanos que hacen un desayuno sustancioso, un almuerzo sustancioso y una cena sustanciosa, es mucho más el tiempo que se dedica a la apropiación que a la eliminación. ¿Qué tiene de asombroso que seamos tantos los que andamos por el mundo con un exceso de peso?

De modo que para rebajar de peso, el secreto del éxito reside en liberarse de los desechos tóxicos y del exceso de que somos portadores. ¿De dónde provienen inicialmente esos desechos tóxicos, y qué se hace para librarse de ellos? De acuerdo con los principios de la higiene natural, la explicación de por qué una persona tiene un problema de peso es...

Capítulo 4
La teoría del desequilibrio metabólico

El primero en escribir sobre la toxemia —el término que usaron los iniciadores de la higiene natural para describir lo que la ciencia moderna llama desequilibrio metabólico— fue el doctor John H. Tilden. El cuerpo humano está minuciosamente diseñado para mantenerse en equilibrio en lo que se refiere a construcción de tejidos (anabolismo) y destrucción de tejidos (catabolismo). Un exceso de una de estas funciones sobre la otra constituye el desequilibrio metabólico.

En 1926 el doctor Tilden escribió un libro, *Toxemia Explained* (La explicación de la toxemia). A diferencia de todos los libros «dietéticos» que yo había leído, éste fue el primero que me hizo comprender claramente cómo funcionaba mi cuerpo y *por qué*, exactamente, daba la impresión de no querer cooperar conmigo cuando se trataba de mi peso. De la manera más fácil y comprensible, Tilden explicaba qué estaba mal, por qué estaba mal, qué había que hacer al respecto y cómo hacerlo. Por primera vez, tuve la sensación de que podía tener éxito en mi propósito de dejar de andar como un pato para caminar como una persona. Aunque el libro estaba dedicado a la salud como tal, en toda su amplitud, de él obtuve lo que necesitaba saber, muy específicamente sobre el **POR QUÉ ENGORDAMOS**.

Después se han seguido escribiendo muchos libros sobre la toxemia, pero en el dominio de la higiene natural, se considera que el del doctor Tilden señaló un giro decisivo. Tilden explica que una situación de toxemia en el sistema constituye la base para ir ganando peso en forma excesiva. Al conservar el sistema libre de toxinas, uno aumenta significativamente sus probabilidades de mantener un peso corporal cómodo, porque los excesos de toxinas corporales son los precursores de la obesidad.

¿Qué es, entonces, la toxemia? ¿De dónde proviene, y qué puede hacer uno para reducirla? De acuerdo con los preceptos de la higiene natural, se produce de dos formas. Una de ellas es una función normal y natural del cuerpo; a la otra, independientemente de que lo sepamos o no, contribuimos regularmente nosotros mismos. Para hacerlas desaparecer del cuerpo, ambas exigen energía.

La primera manera en que se produce la toxemia es por mediación del proceso de metabolismo. Mientras estás leyendo esta página, tu organismo no está ocioso; está ocupadísimo. Constantemente va reemplazando las células viejas por otras nuevas. En realidad, de 300 a 800.000 millones de células viejas son reemplazadas por otras nuevas en un día.* Esas células viejas son tóxicas (venenosas) y deben ser retiradas del sistema tan pronto como sea posible, mediante una de las cuatro vías de eliminación: los intestinos, la vejiga, los pulmones o la piel. Se trata de un proceso normal y natural del cuerpo, no de algo por lo cual hayamos de preocuparnos, *a menos que* por alguna razón ese material tóxico de desecho *no* se elimine con la misma rapidez con que se produce. *Mientras haya una cantidad suficiente de energía a disposición del cuerpo*, estos desechos *son* adecuadamente eliminados.

---

* El número de células que es necesario reemplazar diariamente depende de la cantidad de alimentos cocinados o cáusticos que hay en la dieta.

La segunda forma en que se produce la toxemia en el sistema es a partir de los subproductos de alimentos que no han sido adecuadamente digeridos, *asimilados* e incorporados a la estructura celular. En Estados Unidos tenemos el singular hábito de alterar prácticamente todo lo que comemos, apartándolo de su estado natural, antes de ingerirlo. En lugar de una cantidad suficiente de alimentos frescos como parte dominante de nuestra dieta, la mayor parte de lo que comemos está procesado. Y si no lo está antes de llegar a manos del consumidor, ya se ocupa éste de alterarlo de alguna manera. Casi todo lo que se come ha pasado por algún procedimiento: fritura, parrilla, hervor, cocción al vapor, salteado o guisado. Como los alimentos han sido modificados a partir de su estado natural, y el organismo humano no está biológicamente adaptado para digerir tales cantidades de comida así alterada, los subproductos de esa digestión y asimilación incompletas forman en el cuerpo cierta cantidad de residuos. Los residuos son tóxicos. Si ese tipo de alimentos **PREDOMINAN** en la dieta, *el sistema se ve regularmente sobrecargado de trabajo.*

Entonces, el proceso de toxemia se da diariamente en el cuerpo de dos maneras: mediante el proceso normal del metabolismo, y por obra de los residuos que quedan de los alimentos ineficazmente utilizados. Por lo que se refiere al peso, el sentido común nos dirá que si se generan más residuos tóxicos de los que se eliminan, se producirá una acumulación del exceso, lo que da como resultado el *exceso de peso.* El problema se agrava porque las toxinas son de naturaleza ácida. Cuando hay acumulación de ácidos en el cuerpo, el sistema retiene agua para neutralizarlos, y esto aumenta más aún el peso y el abotagamiento.

Imagínese el lector trabajando en una gran empresa donde lo que tiene que hacer es romper todos los días 20 cajas de material escrito y tirarlo a la basura. Ya sea porque no tiene tiempo suficiente o porque le falta la energía necesaria, o por ambas cosas, supongamos que no puede deshacerse más que de 15 cajas por día. Eso significa que al día siguiente, cuando le entreguen otras 20 cajas, todavía le quedarán cinco del día anterior. Como no puede deshacerse más que de 15, después del segundo día se encontrará con diez cajas de más. Si empezó el lunes y trabaja siete días por semana, el segundo lunes, cuando le entreguen las 20 cajas, ¡se encontrará con un total de 55, y sin poder deshacerse más que de 15! Después de solamente una semana, se encuentra con 40 cajas extra, que tendrá que almacenar en alguna parte hasta que pueda ocuparse de ellas, pero ¿dónde? Si el lector tiene algún problema de peso, su situación es exactamente la que acabamos de presentar. Si su cuerpo produce diariamente más desechos tóxicos de los que elimina, tendrá que almacenarlos en alguna parte. Siempre atento a protegerse y a mantener su integridad, el cuerpo tiende a no almacenar esos desechos en los órganos vitales o en sus inmediaciones: los almacenará en el tejido adiposo y en los músculos. Eso quiere decir en los muslos, en las nalgas, en la cintura, en los brazos, bajo el mentón... en todos esos lugares cuya deformidad más lamentamos. Si el problema no se controla, el resultado final es no sólo la obesidad, sino una incomodidad general y una sensación de letargo, ya que el cuerpo necesita gastar gran cantidad de su energía en el intento de liberarse de esta acumulación de toxinas.

Lo que el doctor Tilden comunicó a sus lectores hace más de medio siglo era esto: por más que parezca que el problema escapa del control individual, no es así. Es un simple fenómeno fisiológico, no un misterio. Cualquiera puede controlar la situación y hacerse cargo de ella en la medida que lo desee. Es simplemente cuestión de entender lo que es la toxemia, y de hacer lo que sea necesario para que desaparezcan los desechos tóxicos ya existentes en el cuerpo, y para que no sigan acumulándose con más rapidez que la de su eliminación.

Tras haber entendido esto, salta a la vista la importancia

suma de permitir que el ciclo de eliminación opere en forma ininterrumpida y con un máximo de eficacia. Resulta evidente que si interferimos, aunque sea inconscientemente, en el ciclo de eliminación, estamos obligando al cuerpo a retener y acumular residuos tóxicos, con lo cual ya tenemos el comienzo de un problema de peso.

Claro, está muy bien decir que lo único que hay que hacer es deshacerse de las toxinas y no permitir que vuelvan a acumularse, pero ¿cómo? Ésa fue nuestra preocupación, lo que intenté obtener a partir del estudio de la higiene natural: un estilo de vida adecuado, basado en la comprensión de la manera de depurar continuamente el cuerpo de sus residuos tóxicos y no permitir jamás que éstos alcancen un nivel inaceptable. Y lo mejor de todo es que es un proceso agradable y no restrictivo. Comer sigue siendo un placer. No se convierte en una prescripción clínica. Para mí, personalmente, esto es imprescindible: yo jamás podría adaptarme a una manera de comer que significara una privación para el paladar.

Fue esto lo que estimuló a Marilyn, mi esposa, a utilizar su gusto por la buena comida y elaborar un sistema de preparación de menús que, además de realzar el programa, lo transformara en un delicioso estilo de alimentación, cuya presentación haremos en la segunda parte de este libro.

¿Cómo mantenemos, pues, el equilibrio metabólico y conseguimos eliminar los residuos tóxicos del sistema sin dejar de disfrutar de nuestras comidas? Hay tres principios, o instrumentos, fáciles de entender y fáciles de seguir, que pueden ayudarnos a hacerlo. El primero de estos principios vitales y críticos que pueden hacernos alcanzar nuestro objetivo de perder peso en forma *permanente* es...

Capítulo 5

El principio de los alimentos con alto contenido de agua

Antes de describir este principio, quisiera invitar al lector a participar en un ejercicio tan simple como interesante. Anota en un papel *todo* lo que comiste hoy. Si todavía no has terminado el día, anota todo lo que comiste ayer. Cuando termines este capítulo, la lista te será de gran valor para destacar cierto punto importante. Al anotar lo que hayas comido, anota todo, incluso las cosas que hayas «picado»; por ejemplo, si una amiga preparó su célebre *soufflé* y tú probaste apenas un pedacito. Si puedes recordarlo, anota todo lo que ingresó en tu cuerpo. Ahora, pon a un lado la lista, que vamos a ocuparnos del principio.

Como requisito indispensable para la vida, el agua ocupa un lugar tan importante como el alimento y el aire. Desde que nacemos hasta que abandonamos este planeta, nuestro cuerpo siente una avidez instintiva de alimento, aire y agua que le aseguren la supervivencia. Ya sabes lo que sucede con una planta cuando se ve privada de agua: se marchita y muere. Lo mismo sucedería con tu cuerpo, si se viera privado de agua. Su importancia es evidente.

¿A qué me refiero cuando hablo de alimentos con un alto contenido de agua? Piensa que estamos viviendo en un planeta que está constituido por agua en más de un 70 por ciento. Si desde la Luna pudiésemos mirar hacia la Tierra, veríamos que el 71 por ciento de la superficie de nuestro planeta es agua; el otro 29 por ciento es tierra. Todo es un microcosmos de un macrocosmos. Si estudiamos otros aspectos del planeta, y nos fijamos en los mamíferos, nos encontraremos con que nuestros cuerpos están hechos, por lo menos, de un 70 por ciento de agua. La primera vez que lo oí decir, se me hizo muy difícil creerlo. No veía agua por ninguna parte, ni tampoco la oía al moverme. Pero la verdad es que el 70 por ciento del cuerpo humano está hecho de agua. Ahora, quisiera formular al lector una pregunta de sentido común. (Y de eso precisamente se trata en higiene natural, de poner en juego nuestro sentido innato de qué es lo que está bien.) Si el planeta Tierra está formado por un 70 por ciento de agua, y para su supervivencia depende de esa cantidad de agua, y nuestro cuerpo está formado por un 70 por ciento de agua, ¿no parece sensato que para mantener un cuerpo que esté siempre en las mejores condiciones posibles debamos consumir una dieta que incluya por lo menos un 70 por ciento de agua? Si nuestro cuerpo es agua en un 70 por ciento, ¿de dónde la obtendrá si no se la reponemos regularmente? Desde que nacemos hasta que exhalamos el último suspiro, el cuerpo está ávido de esta sustancia esencial para la vida. Para sobrevivir debemos tener agua, y *no estoy hablando de beber agua.*

Quizás haya quien en este momento esté diciendo: «Bueno, estupendo, yo me bebo mis ocho vasos de agua por día». Pero beber agua no nos aportará, de ninguna manera, el éxito al que me estoy refiriendo. Cuando hablo de alimentos con alto contenido de agua, me refiero a dos clases de alimentos que crecen en este planeta y que naturalmente tienen un altísimo contenido acuoso. Sólo dos clases de alimentos responden a esta exigencia, y son las frutas y las verduras. Cualquier otra cosa que comamos es un alimento concentrado. *Concentrado* signifi-

ca que el contenido de agua le ha sido retirado, ya sea mediante la cocción u otro procesamiento. *No* digo que haya que comer exclusivamente frutas y verduras para perder el peso que
deseamos perder, sino que, dado que nuestro cuerpo está formado por un 70 por ciento de agua, debemos ajustarnos a una
dieta que contenga aproximadamente esa misma proporción, y
eso significa que en ella deben **PREDOMINAR** las frutas y las
verduras. El otro 30 por ciento estará integrado por los alimentos concentrados: pan, granos, carne, productos lácteos, legumbres, etcétera.

Hay dos razones sumamente importantes para que necesitemos esta agua, y son las mismas dos razones por las cuales
con beber agua no basta: *la nutrición y la limpieza del organismo.* El agua transporta las sustancias nutritivas contenidas en
los alimentos a todas las células del cuerpo, y además las limpia
de los desechos tóxicos.

Todas las exigencias nutricionales del cuerpo humano —todas las vitaminas, los minerales, proteínas, aminoácidos, enzimas, carbohidratos y ácidos grasos que existen y que el cuerpo
humano necesita para sobrevivir— se hallan en las frutas y en
las verduras. Las sustancias que las satisfacen son transporta-
das, gracias al agua contenida en esas frutas y esas verduras, al
intestino, donde son absorbidas. Si mis lectores están comiendo alimentos con un alto contenido de agua, eso significa que
los alimentos que consumen satisfacen todas las exigencias del
cuerpo humano. Quizás alguno de vosotros esté diciendo:
«Bueno, pues yo tomo suplementos de vitaminas y minerales»,
pero no es de eso de lo que estamos hablando. Las vitaminas y
los minerales a los que me refiero, y que son aprovechables por
el cuerpo humano, se encuentran en abundancia en huertas y
jardines, no en las farmacias.

Además de aportar sustancias nutritivas al cuerpo, esta agua
desempeña una función esencial: depurar de desechos al cuerpo. Para nuestros fines, limpiar y desintoxicar son lo mismo. En

la lucha por rebajar de peso, esta limpieza —o depuración o desintoxicación— tiene una importancia suprema. Todo lo que tenemos, sea lo que fuere, tiene que estar lavado si queremos que esté limpio. Lo más probable es que el lector se haya dado, hoy mismo, un baño o una ducha. Y si no fue hoy, lo más probable es que lo haya hecho ayer o que vaya a hacerlo mañana. Más no tardará, porque lo que quiere es estar limpio. Lo mismo sucede con la ropa. ¿Qué pasaría si durante seis meses no nos quitáramos de encima la ropa que llevamos? Por supuesto que esto sólo lo digo en broma; jamás haríamos algo así, porque la ropa llegaría a oler tan mal que no podríamos acercarnos a nadie. ¿Y si dejáramos pasar seis meses sin lavar el coche, y no lloviera? Ni siquiera podríamos ver a través del parabrisas para conducir. Y cualquier cosa se nos ensuciaría de esa manera, si no la lavásemos.

El lector adivina cuál es la única cosa que no lavamos ni limpiamos con regularidad. ¡El interior de nuestro cuerpo! Comemos y vivimos de tal manera que no permitimos jamás una limpieza del interior de nuestro cuerpo; por eso, en Estados Unidos, por ejemplo, hay un 60 por ciento de la población que padece de exceso de peso. Éste es también un factor que contribuye a que tres de cada cuatro norteamericanos lleguen, en algún momento de su vida, a ser víctimas del cáncer o de alguna enfermedad cardíaca. Se lava el cuerpo por fuera, pero el interior, que es mucho más importante, *no* se lava. Me refiero a algunas personas que durante *décadas*, **DURANTE SU VIDA ENTERA**, no hacen jamás lo necesario para expulsar de su cuerpo los desechos tóxicos. La única manera de hacerlo es consumir alimentos que tengan un elevado contenido de agua. No lo conseguirá bebiendo agua, porque el agua para beber no es portadora de las enzimas y de otros elementos indispensables para la vida, que el cuerpo necesita y que se encuentra en el agua contenida en frutas y verduras. **LOS TRES CICLOS DE NUESTRO CUERPO FUNCIONAN CON LA MAYOR**

FACILIDAD CUANDO SE LES PROPORCIONA REGU-LARMENTE ESTA CLASE DE AGUA.

Es interesante el hecho de que comemos de tal manera que, en vez de depurar nuestro cuerpo, lo contaminamos. Incluso podemos decir que lo *obstruimos*. Y no queremos seguir con ese tipo de obstrucciones, porque si seguimos con ellas seguiremos aumentando de peso, y cuanto más aumentemos más difícil nos será volver a bajar. Aconsejo a mis lectores que en lo sucesivo, cuando miren lo que están a punto de comer, lo hagan con plena conciencia: es decir, que *miren* el plato que están a punto de ingerir, y se formulen simplemente esta pregunta:

—Esta comida que voy a proporcionar a este cuerpo inteligente que tengo, ¿servirá para limpiarlo y depurarlo, o para obstruirlo?

O, dicho de otra manera:

—Esta comida, ¿se compone predominantemente de frutas y verduras?

Es muy importante hacerse regularmente esta pregunta, y es muy simple; no se trata más que de preguntarnos si eso que estamos por comer va a limpiarnos (desintoxicarnos) o a obstruirnos.

La mayor parte de lo que se come en nuestro medio cultural contemporáneo es de naturaleza obstructiva. Y como estamos atascados por lo que comemos, empezamos a sentirnos mal y tomamos medidas para sentirnos mejor, pero al mismo tiempo seguimos consumiendo alimentos que obstruyen y atascan el sistema. De manera que de ahora en adelante, cuando miremos algo que vamos a comer, hemos de preguntarnos si aproximadamente el 70 por ciento de esa comida es de naturaleza tal que aporte un alto contenido de agua. Porque han de saber los lectores que si no es así, no hay manera en el mundo de que consigan rebajar el peso que quieren perder, y de que no vuelvan a recuperarlo. Si en Estados Unidos se hacen todos los años doscientas mil operaciones cardíacas de *by-pass*, ¡es porque la gente tiene las arterias *obstruidas*! Y yo apostaría de buena gana a que muy pocos (o ninguno) de esos desdichados doscientos mil seguían una dieta en la que predominaran los alimentos de alto contenido acuoso. Es extraño, pero las cosas de las que más abusamos son aquellas que tenemos gratuitamente. Como al nacer recibimos sin cargo alguno un cuerpo increíble, maravilloso, tendemos a creer que siempre será así y abusamos de él. Debemos *colaborar* con nuestro cuerpo, en vez de trabajar en contra de él, y la manera perfecta de hacerlo es depurarlo en vez de obstruirlo.

La razón de que comamos tal cantidad de comida que nos obstruye es que estamos prisioneros. Prisioneros, sí, de nuestras papilas gustativas; por satisfacerlas hacemos cualquier cosa. Si hay algo que nos podamos meter en la boca y que sepa bien, nos lo comemos sin pensárnoslo dos veces. La única exigencia que tenemos respecto de la comida es que sea sabrosa. Para las papilas gustativas está bien, pero ¿qué hay del resto del cuerpo? Si consideramos la superficie minúscula que ocupan las papilas gustativas, y luego echamos un vistazo al resto del cuerpo (que es el que tiene que arreglárselas con la comida que le gusta a las papilas), no podremos menos que asombrarnos de que la gente preste tanta atención a una parte tan pequeña del cuerpo y descuide una mucho más grande.

Cuántas veces habéis oído a alguien decir:

—Fíjate que esta mañana me desperté tan tarde que no tuve tiempo ni para tomar un bocado antes de salir. Me fui corriendo al despacho, y tenía tal cantidad de trabajo que no hice una sola pausa, ni para tomar café, ni para el almuerzo, ni nada. Trabajé todo el día.

Sí, esto lo hemos oído alguna vez. Pues bien, se hacen las cinco de la tarde y es hora de volver a casa. De pronto, esa persona cae en la cuenta del hambre que tiene en realidad, se soba el estómago y dice:

—Sí que tengo hambre. No he comido en todo el día. Ahora

me voy directamente a comer algo que me haga una buena limpieza de intestinos.

¡Qué va! Lo que habremos oído decir no es eso, sino más bien algo en el estilo de:

—Ahora sí que me voy a comer una pizza o una hamburguesa.

La mayoría de las veces, cuando tiene hambre, lo que hace la gente es pensar en lo que le parece más sabroso e ir a comérselo. Pero si uno piensa exclusivamente en lo que va a saberle mejor, el cuerpo nunca tiene la oportunidad de limpiarse y desintoxicarse. Por lo tanto, estamos siempre comiendo cosas que saben bien, pero que después nos atascan el cuerpo, nos hacen aumentar de peso y, al impedirnos sacárnoslo de encima, van haciendo cada vez más difícil el problema. Ni por un momento quiero dar a entender que debamos comer de tal manera que *no* encontremos placer en la comida. No me refiero a que no debamos comer cosas que sean gratas a nuestro paladar. No, lo que quiero decir es que podemos comer cosas que son fantásticamente sabrosas, y que al mismo tiempo satisfacen las necesidades de nuestro cuerpo.

Mi única sugerencia es que pensemos en preparar comidas integradas por un 70 por ciento de alimentos con un elevado contenido de agua (frutas y verduras) y un 30 por ciento de alimentos concentrados (todos los demás). Espera a que veas todo lo que se puede hacer con frutas y verduras (mucho más de lo que la gente se imagina). Las ideas creativas, las innovaciones y las tentaciones que puede ofrecer **LA ANTIDIETA** cambiarán probablemente el estilo de alimentación y de vida de los lectores. Cuando te sientas con hambre y pienses qué podrías comer, se te ocurrirán algunas posibilidades deliciosas, y *que no atascan.*

Todo esto puede reducirse a una proposición muy simple. **SI QUIERES ESTAR VIBRANTE Y VIGOROSAMENTE VIVO, Y EN LA MEJOR FORMA POSIBLE, TIENES QUE**

COMER ALIMENTOS VIVOS. Para entenderlo no hay que ser ningún genio ni tener título universitario. ¡Un cuerpo vivo se construye con alimentos vivos! Y los alimentos vivos son alimentos con un alto contenido de agua. Si no tiene alto contenido de agua, ese alimento no está vivo. Y si el 70 por ciento de tu dieta, o más, está constituido por alimentos muertos, procesados y desnaturalizados, ya puedes imaginarte lo que será de tu cuerpo. Las frutas y las verduras son enormemente ricas en agua. Otros alimentos son concentrados, y eso quiere decir que el agua les ha sido extraída mediante la cocción u otra forma de procesamiento.

Algo que me gusta es comparar al hombre, en cuanto especie, con los demás mamíferos que comparten con nosotros el planeta. Fijémonos en todos los mamíferos, y con eso no quiero decir nuestros animalitos domésticos ni los que habitan en zoológicos, que están bajo el dominio de los seres humanos y tienen, por consiguiente, muchos de los problemas de los humanos. Pero ¿quién ha visto jamás un tigre o una pantera en estado natural gordo? ¿Quién ha visto en la naturaleza animales que hayan perdido sus dientes y necesiten dentadura postiza para comer, o que lleven audífonos o usen gafas, que usen peluca porque se han quedado calvos o necesiten un marcapasos para reforzar el corazón o un aparato de diálisis para los riñones? ¿Quién oyó jamás hablar de que anualmente se muera un millón de animales de enfermedades cardíacas, o medio millón de cáncer? ¿O de que haya miles muriéndose de diabetes? *¡Nadie!* En parte, esto se debe a que los animales en estado natural *sólo* sobreviven si comen bien y se mantienen en forma. En el caso contrario, el proceso de supervivencia de los más aptos los mataría. Pero en su mayor parte, los animales en estado salvaje son magníficamente sanos, en comparación con la salud que se observa entre nosotros, los humanos. Y no están excedidos de peso. Pues bien, eso, ¿a qué se debe?

Lo único que tenemos que hacer para entenderlo es fijarnos en lo que nosotros comemos y en lo que comen los otros mamíferos. Los otros mamíferos, los que viven en estado natural, comen alimentos vivos con muy alto contenido de agua. No comen nada que se haya visto despojado de agua por la cocción u otro procesamiento. Por eso se ve en ellos un estado de salud física muy superior al nuestro. Incluso los animales que son exclusivamente carnívoros, que no comen otra cosa que carne, están consumiendo alimentos de alto contenido en agua. Si el lector ha tenido alguna vez la oportunidad, ya sea personalmente o en una película, de ver cómo un león abate una cebra o un ñu, habrá observado que, invariablemente, el león desgarra el vientre de su presa y comienza directamente a comerse los intestinos. Ya sé que esto no es muy grato de imaginar, pero en la selva las cosas son así. ¿Por qué, cuando caza a una cebra, el león ataca directamente los intestinos? Porque, en general, los carnívoros no comen otros carnívoros: los leones no comen tigres, ni los osos comen lobos. Los animales carnívoros comen animales que a su vez se alimentan de plantas y de frutas porque eso es lo que necesitan *todos* los animales; tienen que tomar su alimento del reino vegetal. Si un animal no toma directamente su alimento del reino vegetal, entonces tiene que comer animales que lo hagan. La razón de que un león vaya directamente a los intestinos es que allí encuentra, predigeridos, los alimentos de alto contenido acuoso. Después se comerá todos los órganos, porque también tienen muy alto contenido de agua, y lamerá la sangre, que es agua en más de un 90 por ciento. Dicho de otra manera, va desde dentro hacia fuera, y lo que finalmente queda son los músculos, la carne.

Entonces, lo que debemos hacer es asegurarnos de que la mayor parte de las veces comamos una cantidad adecuada de alimentos vivos con un alto contenido de agua. Alguna que otra vez, el total de alimentos que ingieras en un día no estará perfectamente equilibrado, con el 70 por ciento de alimentos de elevada proporción de agua y el 30 por ciento de alimentos concentrados. ¡Eso no importa! No estamos tratando de imponer a nadie una especie de sentencia carcelaria, una dieta. De cuando en cuando, es posible que predominen los alimentos concentrados. ¡No te sientas culpable! No hay por qué sentirse culpable. Todos tenemos ciertas apetencias que se han afianzado con los años, y que nos exigirán cierto tiempo para superarlas. De lo que se trata es de no romper el equilibrio más a menudo de lo que lo mantenemos. Un día haces una alimentación pesada, pero mañana será otro día, flamante. Si un día no predominaron los alimentos de mayor riqueza en agua, al día siguiente tendrás que asegurarte de que *sí* predominan. Lo fundamental es que, de toda maneras, tengas presente la importancia de consumir regularmente alimentos con alto contenido de agua. Si no haces absolutamente ningún caso de este principio, como si no tuviera importancia, jamás llegarás a perder el peso que estás deseando rebajar, ni a mantenerte delgado.

La importancia que tiene esta manera de comer quedará ejemplificada por las palabras de una persona que durante más de medio siglo ha estado estudiando estos principios. El doctor Norman W. Walker tiene más de 116 años. Vive en Arizona, cultiva sus propias verduras y todavía sigue escribiendo libros. Nadie lo pasea en una silla de ruedas ni le da de comer en la boca puré de plátanos. Es completamente independiente. ¿Cuál es la clave de su salud y su longevidad? En su libro más reciente, *Natural Weight Control* (Control natural del peso), el doctor Walker dice: «Cualquier planta, verdura, fruta, nuez o semilla cruda, en su estado natural, está compuesta de átomos y moléculas. Dentro de esos átomos y esas moléculas residen los elementos vitamínicos a los que llamamos enzimas. Las enzimas no son cosas ni sustancias. Son el principio vital que existe en los átomos y moléculas de toda célula viva.

»Las enzimas que hay en las células del cuerpo humano son exactamente como las existentes en la vegetación, y cada uno de los átomos del cuerpo humano tiene su correspondiente afinidad con los átomos semejantes en la vegetación. Por consiguiente, cuando son necesarios ciertos átomos para reconstruir o reemplazar células del cuerpo, entrará en juego una atracción de tipo magnético que atraerá hacia las células correspondientes de nuestro cuerpo el tipo y género exacto de elementos atómicos que hay en los alimentos crudos que consumimos.

»De acuerdo con ello, cada célula de nuestra estructura corporal y cada célula de los alimentos naturales contienen y están animadas por la vida silenciosa conocida con el nombre de enzimas. *Sin embargo, esta atracción de tipo magnético sólo se encuentra en las moléculas vivas.* (La cursiva es mía.) Las enzimas son sensibles a las temperaturas superiores a los 54 °C, por encima de la cual mueren. Cualquier comida que haya sido cocida a temperaturas superiores a ésta ha sido sometida a la sentencia de muerte de sus enzimas y no es más que alimento muerto.

»Naturalmente, la materia muerta no puede efectuar el trabajo de los organismos vivos. Por consiguiente, los alimentos que han sido sometidos a estas temperaturas han perdido su valor de nutrición viva. Por más que puedan sostener la vida en el organismo humano, y de hecho es así, lo hacen a expensas de una degeneración progresiva de la salud, la energía y la vitalidad.»

En este libro, y en todos los que ha escrito, el doctor Walker subraya enérgicamente la importancia del consumo de alimentos con alto contenido de agua, si lo que uno quiere obtener es un cuerpo vibrante y esbelto. Walker, a los 116 años, es un hombre vibrante y activo. Yo prestaría atención a lo que dice.

En 1980, el *Los Angeles Times* y el *Weekly World News* publicaron artículos referentes a un hombre, Wu Yunqing, que vive en China, y que aparecía fotografiado a los 142 años, andando en bicicleta. Cuando le preguntaron por su dieta, contestó:

«Como maíz, arroz, batatas, frutas y verduras».

En enero de 1973, el *National Geographic Magazine* traía un relato del doctor Alexander Leaf, un científico que había salido en busca de las personas más viejas del mundo. Descubrió que los tres pueblos donde había más casos de longevidad eran los *abkhazians* de Rusia, los *vilcabambanos* de Ecuador y los *hunzukut* de Paquistán. Además de no encontrar ni un signo de obesidad entre los dos últimos, y muy escasos entre los primeros, descubrió que eran todos pueblos sorprendentemente libres de enfermedades. ¡No conocían el cáncer ni las afecciones cardíacas! Además, la mayoría de ellos vivían más de cien años, manteniéndose físicamente muy activos. La investigación de los hábitos dietéticos de estos pueblos que emprendió el doctor Leaf indica que los *abkhazian* comen aproximadamente un 70 por ciento de alimentos con alto contenido de agua, y los otros dos grupos, más de un 80 por ciento. Tanto él como muchos gerontólogos se quedaron pasmados al tener conocimiento de la existencia de estos pueblos y de su estupenda longevidad.

Si habías escrito la lista de todo lo que habías comido en un día, es el momento de ir a buscarla. Tengo dos preguntas que hacerte. La primera, si lo que consumiste son, aproximadamente en un 70 por ciento, alimentos de alto contenido en agua (frutas y verduras frescas y sus zumos). Y la segunda, si es ésa tu alimentación típica de un día. Si la lista no refleja un contenido de un 70 por ciento de alimentos de alto contenido acuoso, y corresponde a un día típico, entonces esa lista representa el factor que más contribuye a tu problema de peso. No es que no haya en la vida otros factores que contribuyan a él. El estrés, los factores psicológicos, los conflictos en el trabajo, las emociones, todo contribuye. Pero todos los otros factores combinados no equivalen a la influencia que tiene la comida sobre el peso corporal. El viejo adagio para el cual «una manzana por día mantiene lejos al médico» no andaba, ciertamente, despistado. Sólo que debería decir «una manzana (y una naranja, y algunas otras frutas) y una ensalada por día mantienen lejos al médico». Es un poco más largo, pero más exacto.

Antes de seguir, vamos a responder a una pregunta muy común:

—Y ¿qué hay de beber agua? Yo me bebo ocho vasos por día; ¿debo hacerlo o no?

La verdad es que esas personas, a medida que coman más alimentos con alto contenido de agua, no tendrán tanta necesidad de beberla. En otras palabras, los que se beben ocho vasos de agua por día lo hacen porque los alimentos que comen no están proporcionándoles toda el agua que necesitan. Son dietas con predominio de alimentos concentrados, de modo que el cuerpo de quien las sigue está continuamente clamando por agua, y esas personas continuamente tienen sed. El lector descubrirá que consumiendo alimentos con un alto contenido de agua, tendrá mucha menos sed que si lo que come no le proporciona el agua suficiente y después tiene que beberla por separado. Sin embargo, quien desee beber agua hará bien en beberla destilada, si la consigue. El agua de vertientes no es lo ideal para el cuerpo humano porque contiene minerales inorgánicos que nuestro cuerpo no puede usar ni expulsar. Estos minerales inorgánicos tienden a combinarse con el colesterol en el sistema y a formar una gruesa placa en las arterias. El agua destilada no tiene este efecto. Cuando comemos un trozo de fruta o una verdura, estamos consumiendo agua destilada. La planta destila los minerales tomados del suelo, y después nosotros los consumimos. Quizás el lector haya oído decir que el agua destilada lixivia los minerales del cuerpo, cosa que en parte es verdad. Los minerales que lixivia el agua destilada son aquellos minerales inorgánicos que el cuerpo no puede usar. Es, por ende, un efecto saludable. El agua destilada no ejerce esta acción sobre los minerales orgánicos que han llegado a ser parte de la estructura celular. Una vez que un mineral se ha integrado en la estructura celular, este proceso no lo afecta.

Un comentario más sobre el agua, y muy importante. Tomar agua *con* las comidas ejerce un efecto debilitante. Muchas personas beben agua mientras comen. No es una buena práctica, porque en el estómago hay jugos digestivos que están actuando sobre la comida. Si al comer se bebe agua, se diluyen estos jugos y se impide una correcta digestión de los alimentos. *Además se obstruye muchísimo tanto el ciclo de apropiación como el de asimilación, lo que a su vez afecta negativamente al importantísimo ciclo de eliminación, al mismo tiempo que se desperdicia muchísima energía.*

En resumen, al consumir alimentos con alto contenido acuoso se eliminarán efectivamente los desechos tóxicos del cuerpo, con lo que se logrará rebajar de peso. Si continúa uno comiendo este tipo de alimentos, no permitirá que se acumulen desechos tóxicos y no volverá a aumentar de peso. Hemos puesto de relieve la importancia que tiene el ciclo de eliminación en este proceso. **NO HAY NINGUNA PRÁCTICA QUE FACILITE MÁS EL CICLO DE ALIMENTACIÓN QUE EL CONSUMO REGULAR DE UNA CANTIDAD ADECUADA DE ALIMENTOS DE ALTO CONTENIDO DE AGUA**. No hay en el mundo nada más fácil de verificar, y vaya si lo verificarás cuando empieces el programa.

Tan importante como los alimentos con elevado contenido de agua es el segundo instrumento que te ayudará en la desintoxicación de tu cuerpo, y que es un fenómeno fascinante, conocido como...

Capítulo 6
El principio de la adecuada combinación de los alimentos

Quizás el lector ya sepa algo de la adecuada combinación de alimentos, que cada vez (y bien justificadamente) va haciéndose más popular. La importancia de combinar adecuadamente los alimentos ha sido demostrada como resultado de investigaciones repetidas una y otra vez a lo largo de los últimos ochenta y cinco años. De hecho, es probable que una de las personas que primero estudiaron este tema sea familiar para los lectores. ¿No suena a conocido el nombre de Iván Pavlov? Pues, además de sus experimentos sobre reflejos condicionados, Pavlov también estudió mucho las combinaciones adecuadas de alimentos, y en 1902 publicó un libro, *El funcionamiento de las glándulas digestivas*, en el que revelaba los fundamentos básicos de la combinación de alimentos. La adecuada combinación de alimentos funciona, y funciona muy bien. Posteriormente se han hecho muchos estudios que destacan su valor, y el más notable entre ellos es el del doctor Herbert M. Shelton, quien desde 1928 a 1981 dirigió una escuela en San Antonio, Texas, donde compiló los datos más amplios de que se disponía en lo referente a la investigación de las combinaciones adecuadas de alimentos.

La obra del doctor Shelton, que ya en 1924 contó con el respaldo del doctor Philip Norman en el *Journal of the American*

Medical Association, demuestra la eficacia y validez de la ciencia de la combinación de alimentos. Si se violan sus normas, de ello resultan multitud de problemas, que obstaculizan enormemente el éxito de la deseada pérdida de peso. Es razonable pensar que, si el ciclo de apropiación se ve de alguna manera estorbado, también se resentirán los ciclos siguientes. **NADA FAVORECE TANTO EL CICLO DE APROPIACIÓN COMO LA ADHESIÓN ESTRICTA A LOS PRINCIPIOS DE LA ADECUADA COMBINACIÓN DE ALIMENTOS.**

¿Qué tiene que ver la adecuada combinación de alimentos con la pérdida del exceso de peso? Pregúntese el lector cómo empieza su día. ¿Salta de la cama con una sensación de vitalidad increíble, decidido a enfrentar lo que venga, o se arrastra hacia la cocina para embucharse un poco de café que le permita ponerse en marcha? ¿Encara el día con una sensación positiva de expectación, o se limita a esperar que ojalá pueda llegar hasta el viernes? Al término del día, ¿está aún lleno de energía, deseoso de pasar algún tiempo con su mujer, o marido, sus hijos, sus amigos, o apenas si le quedan fuerzas para cenar y desplomarse sobre un diván, frente al televisor, antes de perder el conocimiento? La diferencia entre estas dos maneras de pasar el día se reduce a un único elemento decisivo: la energía.

Probablemente no haya nadie, entre quienes lean esta página, a quien no le gustaría tener un poco más de energía. Es como el dinero. Si ahora te diese un billete de cinco mil pesetas, ¿lo harías pedazos y lo arrojarías a la calle? Lo dudo. Y, si no tiras un billete, ¿por qué desperdiciar tu *energía,* que es algo mucho más importante que el dinero? No lo harías a sabiendas, sin duda, pero es probable que estés haciéndolo continuamente *sin saberlo.* Si quieres correr, leer, jugar o hacer cualquier cosa, necesitas energía. En realidad, si en tu cuerpo no hay energía *alguna,* eso quiere decir que no estás vivo. Sin energía no hay vida.

Todos quieren tener *más* energía. Adivina ahora qué función del cuerpo humano exige más energía que ninguna otra. Pues, *la digestión de alimentos*. ¿No es interesante? ¿Nunca te has sentido con sueño después de una comida? ¿Quién no? Eso sucede porque todas las energías están concentradas en el procesamiento de los alimentos. La digestión consume más energía que correr, nadar o andar en bicicleta. De hecho, no existe nada que exija *más* energía que la digestión de los alimentos.

Esta energía es decisiva para la importantísima desintoxicación (eliminación de desechos tóxicos) del cuerpo. Si podemos eliminar regularmente los desechos de nuestro cuerpo, perderemos peso regularmente y *no* volveremos a aumentarlo. Para eliminar se necesita energía, y el ciclo de eliminación es de suma importancia. El cuerpo no puede eliminar los desechos tóxicos sin nuestra cooperación, y la forma en que debemos ayudarle es proporcionándole en forma constante energía fácilmente accesible. Tal es la forma de ser sano y esbelto: poner a disposición del cuerpo una cantidad de energía suficiente para que pueda encargarse de su desintoxicación. Si la digestión de los alimentos consume más energía que ninguna otra función corporal, ¿de dónde te parece que tenemos más probabilidades de liberar algo de energía para usarla en otras cosas? De nuestro aparato digestivo, naturalmente.

La combinación de alimentos se basa en el descubrimiento de que ciertas combinaciones se digieren con más facilidad y eficacia que otras. Los buenos resultados obtenidos de los principios de combinación de los alimentos se pueden explicar y fundamentar por los hechos de la química fisiológica, y especialmente de la química de la digestión. La energía es la clave, y nada favorece más el proceso de la digestión, llevando la energía a un nivel *óptimo*, que la adecuada combinación de los alimentos.

Su enseñanza fundamental es la siguiente: **EL CUERPO HUMANO NO ESTÁ PENSADO PARA DIGERIR MÁS DE**

UN ALIMENTO CONCENTRADO POR VEZ EN EL ESTÓMAGO. He aquí una afirmación tan simple como importante. Recuerda que **ALIMENTO CONCENTRADO ES CUALQUIERA QUE NO SEA UNA FRUTA NI UNA VERDURA**. Combinar adecuadamente los alimentos sólo quiere decir que, como el estómago humano no es capaz de digerir más de un alimento concentrado por vez, no se ha de comer más de un alimento concentrado por vez. Es así de simple.

Cada especie de mamífero tiene un tipo específico de sistema digestivo, biológicamente adaptado a un determinado tipo de comida: desde el león, cuyo aparato digestivo mide unos tres metros y medio de largo, hasta la jirafa, que lo tiene de aproximadamente ochenta y cuatro metros. Sobre el planeta hay animales carnívoros, herbívoros, omnívoros, graminívoros y frugívoros. Todavía se discute qué tipo de sistema digestivo posee la especie humana, pero hay una cosa segura, y es que los humanos *no* poseen **TODOS** esos tipos diferentes de sistemas digestivos. Sin embargo, no nos privamos de comer la dieta de un león, de una jirafa, de un cerdo, de un caballo y de un mono. Y no sólo comemos las dietas diferentes de todos esos animales: ¡las comemos todas al mismo tiempo! Eso impone a nuestra capacidad digestiva una carga tremenda, provoca la formación de desechos tóxicos en el organismo y dilapida una gran cantidad de preciosa energía.

Seguramente, mis lectores habrán comido, juntas, carne y patatas. O pescado con arroz, o pollo con fideos, o huevos con tostadas, o pan con queso. O cereales con leche. «Un momento», estaréis pensando, «aparte de eso, ¿qué queda?» No os aflijáis, queda muchísimo. ¿Y si os digo que estas combinaciones no son las que mejor convienen a nuestros intereses, y que además nos dan la seguridad de no tener nunca el cuerpo esbelto ni la energía que quisiéramos? Lo más importante para rebajar de peso es la desintoxicación, que a su vez depende totalmente de la energía. La combinación inadecuada de alimentos en el estómago es la razón de que en Estados Unidos haya una «crisis de energía». Y es también un factor que contribuye a que la gente de este país se muera a los cincuenta años. La muerte significa que el cuerpo ya no tiene energía para enfrentar su situación, y morirse a los cincuenta años es indefendible.

Casi dos tercios de la población están excedidos de peso, cosa que en gran parte puede atribuirse al hecho de que comemos combinando nuestros alimentos indiscriminadamente y al azar. Esto merece una explicación más completa. Tomemos como ejemplo la carne con patatas, porque es algo que probablemente todos hemos comido en un momento u otro. Pero, aunque mencione la carne con patatas, lo mismo podría estar hablando de pescado con arroz, o pollo con fideos, o pan con queso. Pensemos que comemos un bistec. Lo preparamos como nos apetezca y nos lo comemos. Una vez en el estómago, esta proteína concentrada necesita, para su descomposición, de un tipo determinado de jugo digestivo: un jugo ácido. Al mismo tiempo, nos disponemos a comer una patata asada.

—Bueno —dirá quizás el lector—, pero una patata es una verdura.

Es cierto que la patata es una verdura. Si se tratara de comernos una patata *cruda*, bien masticada, nos enviaríamos al estómago un alimento con alto contenido de agua. Pero una vez horneada, ya podemos masticarla hasta que se nos atrofie la mandíbula, que no la convertiremos en agua. Una vez horneada la patata, la mayor parte del agua ha desaparecido y nos quedamos con un alimento feculento sumamente concentrado. Pues bien, este almidón concentrado entra en el estómago con el bistec. El jugo digestivo necesario para descomponer este alimento no es ácido, sino alcalino. Quien alguna vez haya estado en una clase de química, sabe lo que sucede cuando lo ácido entra en contacto con lo alcalino: se neutralizan.

Entonces, acabamos de comernos un bistec con una patata.

Están en el estómago, y los jugos digestivos necesarios para la descomposición de cada uno de ellos acaban de neutralizarse. ¿Qué va a suceder con esa comida? El cuerpo, que es infinitamente sabio, reconoce inmediatamente la emergencia, porque para él, la digestión de alimentos es una de las primeras prioridades. El cuerpo se encuentra en un total desconcierto. Tiene que segregar más jugos digestivos, para lo cual se necesita tiempo y energía. En el estómago se segregan nuevos jugos digestivos, y ¿qué sucede? Que vuelven a quedar neutralizados. Ahora, el cuerpo se ve forzado realmente hasta su límite. Necesita más energía para segregar *más* jugos que vayan al estómago, y durante este proceso transcurre largo tiempo. De hecho, pueden pasar varias horas mientras el cuerpo manufactura todos esos jugos digestivos, hasta que empezamos a sentir una sensación de indigestión o de acidez. Finalmente la comida, sin haber llegado nunca a ser adecuadamente digerida, sale simplemente del estómago por la acción peristáltica de los intestinos. Esta comida sin digerir pasa forzadamente a los intestinos, tras haber estado varias horas retenida en el estómago.

Es importante entender exactamente qué es lo que ha ocurrido. La mayor parte de las proteínas, tras haber permanecido tanto tiempo en el estómago, se están pudriendo. La mayor parte de los carbohidratos han fermentado. La putrefacción y la fermentación son dos procesos que no sirven al cuerpo humano, en ninguna circunstancia. Las sustancias nutritivas afectadas por ellos no pueden ser incorporadas a una estructura celular sana. Los alimentos que han sufrido alguno de estos dos procesos generan ácidos tóxicos en el cuerpo, y a causa de ellos se producen gases, flatulencias, más acidez, indigestión y... Alka Seltzer, bicarbonato, leche de magnesia..., la lista es larga. Consumimos antiácidos por toneladas. ¿Por qué? Porque comemos al azar e indiscriminadamente. Cuando todos esos alimentos incompatibles llegan juntos al estómago, el cuerpo no sabe qué hacer con ellos. Somos la única especie en el mundo que, cuando termina de comer, necesita medicarse para que la comida pueda seguir su recorrido por las tripas.

Debido a toda esa putrefacción y fermentación, y a los ácidos resultantes, lo que en realidad hay en el estómago a esta altura es una masa de alimentos arruinados y malolientes, que están echándose a perder. Ya sé que esto no es muy grato, y mi intención no es ser desagradable, pero quiero ser *realista*... y eso es exactamente lo que está sucediendo dentro del organismo. La comida se ha visto forzada a permanecer en el estómago, sin digerir, y está, literalmente, pudriéndose. Las sustancias nutritivas que pudo haber habido en esos alimentos se han perdido. Durante ese largo tiempo que permanecen en el estómago, el cuerpo gasta una cantidad increíble de energía. Después, la comida se ve forzada a pasar a los intestinos, y tiene que recorrer unos nueve metros de canal intestinal. ¿Te imaginas? Nueve metros de intestinos se ven obligados a arreglárselas como puedan con esos alimentos podridos. Por eso la gente está cansada después de haber comido de esa manera; por eso no tiene energía. Esos alimentos pueden necesitar hasta ocho horas nada más que para salir del estómago, y entre veinte y cuarenta más para completar el recorrido por los intestinos.

En *The Hygienic System*, Vol. II, Herbert M. Shelton describe la obra del doctor Arthur Cason, quien en 1945, con sus ayudantes, realizó una serie de experimentos, con dos grupos de sujetos. Estos experimentos demostraron que consumir en la misma comida proteínas y carbohidratos retarda, e incluso impide, la digestión. Llevó a cabo pruebas de control, en las que se registró el tiempo de digestión y se hizo finalmente un análisis de materia fecal. Sus conclusiones: «Las pruebas revelan siempre que la digestión de las proteínas en el estómago se retarda cuando se las mezcla con almidones; el grado en que esto sucede varía con cada individuo, y también según cuál sea el tipo de proteína o de almidón ingerido. Un examen de la materia fecal revela gránulos de almidón sin digerir, lo mismo que porciones y fibras de proteínas, en tanto que, cuando se las ingiere por separado, cada una de las dos sustancias llega a finalizar su digestión». Si los alimentos se combinan adecuadamente, sufren una descomposición completa y son absorbidos y utilizados por el cuerpo; entonces, en la materia fecal no aparecen fragmentos sin digerir.

Cuando se consumen combinaciones de alimentos incompatibles y se produce fermentación, encontramos también que en el tubo digestivo se produce alcohol, con las mismas consecuencias que resultarían de beberlo, y con el mismo riesgo potencial para el hígado.

El principio de la adecuada combinación de alimentos se limita a sugerir que no queremos desperdiciar energía. No queremos que la comida esté ocho horas pudriéndose en el estómago y contaminando los intestinos durante veinte horas más. Lo que realmente queremos es que pase en el estómago aproximadamente *tres* horas, *sin* putrefacción, ni fermentación, ni gases, ni flatulencia, ni acidez ni indigestión que nos obliguen a medicarnos. Queremos que nuestros alimentos pasen rápida y eficazmente por los intestinos, y la manera de asegurarlo es no consumir más que *un alimento concentrado por vez, no dos. Comer simultáneamente dos alimentos concentrados será causa de que éstos se pudran, y una comida que se pudre* **NO PUEDE SER ASIMILADA**. Una combinación inadecuada de alimentos altera drásticamente los ciclos de asimilación y de eliminación.

Hay una manera muy simple de evitar todo este problema. Si queréis comer un bistec, o un trozo de pescado o de pollo, perfecto. Simplemente, poned atención en que si vais a comer cualquier cosa que sea carne ése deberá ser vuestro único alimento concentrado para *esa* comida. Eso significa que no debéis acompañarlo de ningún otro alimento concentrado: nada de patatas, ni de arroz, fideos, queso o pan; con él comed solamente alimentos de alto contenido de agua. En otras palabras, acompañad el bistec con algunas verduras; digamos, por ejemplo, un poco de brécoles y calabacines. Puede ser cualquier verdura que os guste. Hay que entender que las verduras no necesitan sus propios jugos digestivos específicos: se descompondrán tanto en un medio ácido como en uno alcalino. Supongamos que cocemos ligeramente al vapor un poco de brécoles con calabacines, o que los freímos o los salteamos, según como nos guste prepararlos (sin olvidar que cuanto más larga sea la cocción, tanto más agua y más vida extraeremos de nuestras verduras). Pues preparamos las verduras, y con ellas y el bistec comemos una ensalada cruda. No creo que nadie vaya a quedarse con hambre después de haber comido así.

No es nuestra intención que alguien pase hambre. De lo que hablamos es de que hay ciertas limitaciones fisiológicas que tiene el cuerpo humano, y que hay que respetarlas; nada más. Quien quiera comerse la patata al horno, pues que se la coma. Con un poco de mantequilla, preferentemente sin pasteurizar si la consigue. Y acompañada de verduras: brécoles, calabacines, judías verdes, lo que le guste, y de su ensalada. Tampoco en este caso tiene por qué quedarse con hambre. Supongo que está claro lo que significa combinar los alimentos. Si queremos comer carne, la comeremos con verduras y ensalada; si queremos patatas, las comeremos con verduras y ensalada. Y el pan con verduras y ensalada, y las pastas con mantequilla al ajo, por ejemplo, y verduras. Y ensalada. ¿Queréis comer queso? Pues, cortado o rallado, agregadlo a la ensalada, sin *croûtons*.* O derretidlo sobre las verduras. Quizás esto le parezca demasiado simple a la gente que tiene miedo de no comer suficientes proteínas si no consume carne en todas las comidas, pero éste es un tema sobre el cual volveré en el capítulo 7.

* Pan cortado en cubitos y salteados en una sartén con mantequilla.

Ya ve el lector cómo estamos disfrutando al comer, estamos comiendo lo que nos gusta, pero sin mezclarlo todo ni comernos todo junto al mismo tiempo. Esta práctica no sólo permite una extracción y utilización óptimas de las sustancias nutritivas que hay en los alimentos (ya que no se produce putrefacción ni fermentación), sino que además pone fin a los dolorosos trastornos digestivos e incrementa sustancialmente la energía disponible. La violación de las combinaciones adecuadas tiene muchas consecuencias negativas, y de la adhesión a sus principios provienen muchos resultados positivos. Vayamos en busca de lo positivo, y el primer resultado positivo es la **PÉRDIDA DE PESO**.

Ocasionalmente, alguien objeta que la naturaleza misma combina almidones y proteínas en el mismo alimento, diciendo que si la naturaleza lo hace, también nosotros podemos hacerlo. Esta objeción no es válida. Si un alimento que es una combinación *natural* de almidón y proteína (como las alubias) se consume solo, el cuerpo es capaz de modificar sus jugos digestivos y de producir sus secreciones de manera tal que la digestión pueda realizarse con bastante eficacia.* Pero cuando en la misma comida se ingieren un almidón y una proteína separados, esta adaptación de las secreciones digestivas al carácter y las exigencias digestivas del alimento no es posible. Hay una diferencia notable, e importante, entre comer algo que sea una combinación natural de proteína y almidón, y comer dos alimentos, de los cuales uno es una proteína y el otro un almidón.

Si no es bueno mezclar una proteína y un almidón, ¿se puede mezclar sin inconvenientes una proteína con otra, o dos

---

* Decimos *bastante* porque las judías son notoriamente difíciles de digerir. Después de comerlas, la mayoría de las personas sienten gases y flatulencia, lo que demuestra que *cualquier* clase de combinación entre proteínas y almidones puede causar problemas.

almidones diferentes? De hecho, la situación ideal es que haya un alimento concentrado por comida, de modo que eso excluye las mezclas de proteínas o de almidones entre sí. Sin embargo, una de estas combinaciones es aceptable: la de almidón con almidón. La razón para que no se deban mezclar dos proteínas es que éstas son de características tan diferentes y de composición tan compleja que las modificaciones necesarias para satisfacer las exigencias que impone la digestión de más de una proteína son imposibles. Por consiguiente, ambas proteínas entran en putrefacción en el organismo. Esto no significa que no se puedan comer juntas dos clases diferentes de carne o dos tipos diferentes de nueces; pero sí quiere decir, por cierto, que no se han de comer simultáneamente dos proteínas *diferentes*: carne, huevos, productos lácteos o nueces.

Los almidones no son de descomposición tan difícil como la de las proteínas, de manera que se puede consumir más de un almidón por vez. Por ejemplo, si alguien quiere agregar *croûtons* a una ensalada, y comer además una patata asada, eso no le provocaría una fermentación digestiva. El arroz con judías, aunque resulta pesado, también es una combinación que puede ser compatible en el estómago. Tampoco estaría mal acompañar un sándwich de aguacate con algunas cortezas de maíz, aunque, ciertamente, reiteramos que sólo uno de estos alimentos por vez estaría *mejor*, porque representaría menos trabajo para el cuerpo y, por ende, un menor gasto de energía. Pero dos almidones se pueden combinar sin que se echen a perder en el estómago.

Al introducir al lector en los principios de la adecuada combinación de los alimentos, le sugerimos que empiece por alterar sus hábitos dietéticos, cosa que no significa poner su vida entera patas arriba, sino algo que cada uno ha de hacer, en la medida de lo posible, *a su propio ritmo*. Claro que cuanto más se lo practique, tanto mayor éxito se alcanzará. Cuanto mayor sea la frecuencia con que lo hagas, más rápidamente podrás rebajar el peso que te interesa perder. ¿Ves qué simple es esta información? De lo que hablamos aquí es de una nueva manera de comer, algo que evidentemente necesitamos. La forma en que se ha venido comiendo en Estados Unidos durante el último siglo, aproximadamente, ha llevado a su población a un punto en que *más de la mitad* de ella está luchando con problemas de exceso de peso. En nuestra cultura jamás se nos ha enseñado la manera adecuada de nutrir el cuerpo. Por lo que acabamos de ver, es obvio que la manera estándar de encarar la nutrición —la teoría de los cuatro grupos de alimentos— no funciona, en cuanto es un enfoque arcaico y contraproducente. Ya sé que la teoría de los cuatro grupos ha sido durante muchos años el evangelio de la nutrición, pero las pruebas que desmienten su valor están ante nuestras narices. El hecho de que actualmente haya tanta gente enferma y con exceso de peso demuestra que no funciona, y el problema dista mucho de estar bajo control. En una conferencia reciente sobre la obesidad, que se celebró en la Facultad de Medicina de la Johns Hopkins University, y a la que concurrieron investigadores y clínicos que se ocupan de la obesidad, el doctor Gerard Smith, del Centro Médico de Cornell University, refiriéndose a los indicios fisiológicos que desencadenan e interrumpen el comportamiento alimentario, expresó: «No sabemos dónde buscar, y no hemos encontrado tales indicios. La extensión de nuestra ignorancia es total». El almuerzo que se sirvió en aquella reunión consistía en rosbif con puré de patatas y salsa, brécoles, gelatina y pastel de chocolate. No cabe duda de que su ignorancia de los principios de la adecuada combinación de alimentos es total. Si no fuera por la clásica creencia en la teoría de los cuatro grupos de alimentos, no serían tan comunes esas combinaciones lamentables.

Para algunas personas puede resultar difícil olvidarse del mito de los cuatro grupos, pero la única dificultad reside en el sistema de creencias que se ha ido consolidando con los años.

Los sistemas de creencias pueden ser el más importante de los obstáculos al progreso. Si se cree en algo con la suficiente convicción, no hay pruebas ni demostraciones de la falsedad de ese algo que puedan disuadir al creyente. Recuérdese la dramática situación de Galileo, hace tres siglos, severamente castigado por su ridícula creencia de que el Sol no describía una órbita alrededor de la Tierra. Galileo, cuya teoría se basaba en la obra anterior de Copérnico, fue encarcelado por insinuar algo tan absurdo como que el Sol no giraba en torno de la Tierra. Vamos, si cualquiera podía salir fuera y *observar* cómo el Sol recorría el cielo y todas las noches se sumergía en el océano o desaparecía detrás de una montaña, ¿verdad? ¡Pues no! Yo diría que hoy nadie cree que el Sol describe una órbita alrededor de la Tierra, aunque indudablemente da esa impresión. Pues lo mismo sucede con algunos hábitos dietéticos que tenemos. Parece que fueran correctos, pero son exactamente todo lo contrario. Más de trescientos años después de haber sido dadas a conocer las observaciones de Galileo, y aun cuando él tuviera razón y todos los demás se equivocaran, la Iglesia católica apenas si está llegando a exonerarlo de la culpa de haber tenido razón. Las tradiciones, por falaces que puedan ser, se resisten a morir.

Combinar adecuadamente los alimentos no es nada que prive a nadie de comer las cosas que le gustan; simplemente, no hay que comerlas todas al mismo tiempo. Si comemos de acuerdo con el principio de las combinaciones de alimentos compatibles, no tendremos una enorme pérdida de energía. *Tendremos un excedente de energía.* Quizás el lector recuerde su última comida de Navidad. Quizá después de comer haya pronunciado, como lo hemos hecho muchos, la famosa declaración: «Jamás volveré a comer». Pero uno termina la comida y va a sentarse a la sala de estar, con la intención de no probar un bocado más, y todo empieza de nuevo. Le ofrecen un café. Sí, gracias. ¿Y un trocito de pastel, o unos bombones? Hum... bueno, está bien. Eso, cuando apenas puedes ya doblarte y te cuesta estar sentado. Pero ¿por qué? Pues, porque has hecho demasiadas combinaciones de elementos. Te serviste pavo, y no digo que no haya que comer pavo en Navidad, pero probablemente además del pavo hubo un rosbif o un jamón, o *ambos.* Y tú probaste un poco de cada uno. Venían con puré de patatas y de castañas, y te serviste algo. Y estaba el relleno, claro, *y* la salsa. Y el pan, y un poco de verdura simbólica que nadie toca. Supongo que todos los lectores me entienden. No quiero decir que no haya que participar en las celebraciones, pero la razón de que el cuerpo se sienta totalmente exhausto después de semejante comida es que en el estómago se han juntado tantos alimentos diferentes, concentrados e incompatibles, que el organismo está hecho un revoltijo. Si esto se hace de cuando en cuando, el cuerpo tiene alguna probabilidad de hacer frente a la situación. Pero si se produce con regularidad, sobreviene el derrumbe. Después de haber nutrido el cuerpo, y especialmente si se trata de una celebración, deberíamos sentirnos vibrantes, dispuestos a conquistar el mundo, y en cambio, apenas si somos capaces de conquistar la cama.

¿Recordáis el león de que hablamos antes, el que había cazado a la cebra? Cuando el león se comió la cebra, no se la sirvió con patatas al horno. Eso no existe en la jungla. Los animales en estado natural mantienen un nivel de salud mucho más alto que el nuestro; no sólo comen alimentos con elevado contenido en agua, sino que además los combinan adecuadamente. *Los animales en estado natural no combinan mal sus alimentos.* Comen una sola cosa por vez, no como nosotros, que nos comemos todo aquello de lo cual podemos echar mano. Hasta los animales.

Quizás al lector le sorprenda saber que también Henry Ford era un defensor de la adecuada combinación de alimentos. En un artículo de la publicación *Early American Life,* David L. Lewis habla de una escuela vocacional instituida por

Ford en 1928, para «enseñar a los muchachos a trabajar manualmente y a pensar». Los muchachos desamparados de entre 12 y 17 años recibían enseñanzas en agricultura, mecánica y electricidad del automóvil, fontanería, carpintería y otros temas. «Además de recibir una educación financiada por Ford, los estudiantes tenían que sufrir las teorías dietéticas de Ford. Estaban prohibidos el azúcar, dulces, pasteles, pudines y todo tipo de postre dulce, lo mismo que el té, el cacao y las sales de mesa. **JAMÁS SE MEZCLABAN LOS ALMIDONES CON PROTEÍNAS PORQUE SE LAS CONSIDERABA QUÍMICAMENTE INCOMPATIBLES** [subrayado del autor] y en cambio, se servían ensaladas de verduras dos veces por día.» Muy propio de Ford; sabía que si daba a sus empleados comidas mal combinadas, no les quedaría energía para el trabajo.

Es esencial que empecemos a respetar nuestras limitaciones digestivas. Necesitamos liberar energías para expulsar del cuerpo los residuos tóxicos. El aparato digestivo consume más energía que cualquier otra función del cuerpo. La adecuada combinación de los alimentos libera esa energía que el cuerpo puede usar para desintoxicarse. Y lo mejor es que *no hace falta pasar hambre*. ¿Qué te parecería haber rebajado cinco kilos en diez días, sin dejar de comer? Vaya, si es lo que le gustaría a cualquiera que esté excedido de peso. Y sin más que poner en práctica nuestros nuevos conocimientos sobre la combinación de alimentos, podemos conseguirlo, porque la cosa funciona. No es nada que haya que creer porque yo lo diga; basta con que el lector empiece a combinar sus comidas de la manera que he indicado, y sabrá exactamente si esta información es verdadera o no. Después de todo, eso es lo que realmente cuenta, *si funciona*. Que esté probada o no, no significa nada. Si podemos incrementar espectacularmente nuestra energía, olvidarnos de las dolencias de estómago, perder peso y sentirnos bien, con sólo combinar bien las comidas, ¿nos importaría que se hubiera «probado» que la cosa no funciona? Claro que no. Pues, no me creáis. ¡Intentadlo!

La adecuada combinación de alimentos crea simplemente las condiciones para la pérdida de peso. Si podemos comer y desocupar el estómago en tres horas, y no en ocho, son cinco horas de energía que habremos ganado, cinco horas que estarán dedicadas a la desintoxicación y a la pérdida de peso. Y aún seguiremos ganando energía cuando esos alimentos atraviesen con mayor facilidad los intestinos.

Hay gente que me ha dicho:

—Todo eso parece muy sensato, tengo que admitirlo, pero para un hombre de negocios como yo, que tiene que almorzar fuera todos los días, es imposible hacerlo.

¿Por qué? En cualquier restaurante se pueden seguir estos principios. Cualquier buen restaurante le permite a uno pedir lo que quiera. El cliente eres tú; tú eres el que paga, y puedes tener lo que quieras. Puedes entrar con tus acompañantes y preguntar:

—¿Cuál es el plato del día?

—Hoy tenemos una trucha fresca excelente.

—Perfecto. Haga el favor de traerme la trucha, pero en vez del arroz que la acompaña, ¿qué verduras tiene?

—Pues hoy tenemos espárragos frescos y coliflor.

—Muy bien. Tráigame la trucha con verduras, y también una ensalada, por favor.

Además, podrás elegir tú mismo tu almuerzo sin que tus acompañantes te pregunten cómo es que no te comes el arroz. Nadie te preguntará nada. Lo bueno de todo esto es que, cuando os levantéis, tú te sentirás liviano y en condiciones de seguir trabajando con abundante energía, y en cambio tus compañeros tendrán el estómago lleno de comida en malas condiciones, que los hará sentir desganados. Se sentirán cansados y tendrán que animarse con café o con algún otro estimulante tóxico, de esos que crean hábito. Lo fantástico de la combinación adecuada de alimentos es que mejora de manera notable el nivel de energía, y, al mismo tiempo, libera en el organismo todo lo que hace falta para que el cuerpo se deshaga del exceso de desechos que da sensación de pesadez.

Ya sé que parece muy simple, y lo maravilloso de este método es que *es* simple. No exige más que pequeños cambios. Si para consolidar tu problema necesitaste veinte, o treinta, o cuarenta años, tienes tiempo para invertir la situación, pero lo importante es que *tienes que empezar.* Cada vez que hablo de este tema me entusiasmo, porque sé lo simple y obvia que es esta información. He visto cómo funciona con miles de personas, y sé que hay miles más, entre quienes se cuentan mis lectores, que pueden empezar a experimentar esta sensación maravillosa de controlar, de saber cómo desarrollar un cuerpo esbelto, y de hacer entonces lo necesario para que ese cuerpo se manifieste. Todo eso se halla a nuestro alcance; no tenemos más que pedirlo.

Digamos de paso que en Estados Unidos la gente se gasta anualmente treinta mil millones de dólares en fármacos. ¡Se tragan veinticinco millones de píldoras por hora! ¿Saben los lectores cuál es el fármaco que más se prescribe y se vende? Solía ser el Valium, pero según el *Wall Street Journal,* actualmente es el Tagamet. ¿Para qué sirve el Tagamet? ¡Para *trastornos estomacales*! ¿No será que tendrá que ver con el esfuerzo a que se ve diariamente sometido el estómago de la gente?

Cuando los lectores empiecen a experimentar con las combinaciones adecuadas de alimentos, llegarán a darse cuenta, de primera mano, del maravilloso recurso que éstas representan en la lucha por rebajar de peso.

Y con esto llegamos al tercero de los recursos destinados a hacer desaparecer del cuerpo los residuos tóxicos. Que es, además, del que más me gusta hablar, porque se centra en torno a...

Capítulo 7

El principio del correcto consumo de la fruta

Es indudable que en el amplio tema de la salud no hay campo que haya sido peor entendido, más injustamente calumniado ni más vituperado que el consumo de fruta. En nuestra civilización, la gente no sabe cómo se ha de comer la fruta. No quiero decir que no sepan cómo encontrarla y comérsela; eso lo saben muy bien. Lo que no saben es *cuándo* ni *cómo* comerla. El correcto consumo de fruta se relaciona muy íntimamente con la combinación adecuada de los alimentos.

¿Cuántas personas conoces que realmente aborrezcan la fruta? ¿Que no puedan aguantarla? Probablemente ninguna. La mayor parte de la gente, cuando se le pregunta, dice que le gusta la fruta. Tal vez el comentario más negativo que se pueda oír al respecto sea: «Me encanta, pero no me cae bien», o «Me encanta, pero no puedo comerla». Y lo más frecuente es que la razón de que no puedan comerla se basa en la ignorancia de cómo se ha de consumir correctamente la fruta.

En todos los seminarios que doy pido que levanten la mano aquellos a quienes no les gusta la fruta, y es raro, incluso en grupos de setecientas personas o más, que se levante alguna mano. La razón de que a casi todos nos guste la fruta es que nuestro cuerpo está *instintivamente* ávido de ella. Con sus deliciosas combinaciones de sabor y aromas, con sus colores que son un deleite para el ojo, la fruta es siempre una invitación al placer de comer. La fruta es, indudablemente, el alimento más benéfico que se pueda consumir, el que más energía suministra y el más vivificante. Con la **CONDICIÓN** de que se la consuma correctamente. Lo que ahora vamos a aprender será quizá recibido con cierto escepticismo, en cuanto contradice lo que habitualmente se cree sobre la fruta, y es natural, ya que pone en juego una nueva manera de pensar en nuestro cuerpo y en la forma en que debemos nutrirlo.

Para todos, jóvenes y viejos, la fruta es un placer, un regalo. Una tajada de melón frío, en un día caluroso, es una delicia. Tras haber comido algo muy condimentado, la fruta refresca y suaviza el paladar.

Quizá lo que voy a decir sorprenda: la razón de que instintivamente nos atraiga la fruta es que se trata, incuestionablemente, del alimento más importante que se puede aportar al cuerpo humano, el único al cual nuestra especie está biológicamente adaptada.

El 15 de mayo de 1979 el *New York Times* publicó un artículo sobre la obra del doctor Alan Walker, eminente antropólogo de la John Hopkins University. El trabajo cayó como una bomba entre los médicos, dietistas y especialistas en nutrición que no estaban al tanto de la inmensa importancia de la fruta en la dieta humana. Los descubrimientos del doctor Walker indican que «nuestros primeros antepasados humanos no se alimentaban predominantemente de carne, ni tampoco de semillas, brotes, hojas o hierba. Tampoco eran omnívoros, sino que al parecer han subsistido principalmente con una dieta de frutas». El doctor Walker encontró una manera interesantísima de determinar las tendencias dietéticas, estudiando las estrías o marcas de los dientes. Los diversos alimentos dejan marcas características diferentes sobre los dientes. En sus estudios realizados sobre dientes fósiles, el doctor Walker observó que, hasta la fecha «no se han encontrado excepciones. Cada diente que fue examinado, de los provenientes de los homínidos del período de doce millones de años que conducen al *Homo erectus*, resultó ser el de un comedor de frutas». ¡Vaya!, si casi se oye el rechinar de dientes en la Asociación de Ganaderos.

Como estamos biológicamente adaptados para comer fruta, es mucho más importante pensar en qué cantidad de fruta y no de proteína vamos a comer durante el día. En quince años jamás he encontrado una persona con una deficiencia proteínica, pese al hecho de que efectivamente existe en circunstancias devastadoras, como el *kwashiorkor*. En cambio, he visto centenares que presentaban envenenamientos por exceso de proteínas, y la mayoría de ellos no estaban comiendo suficiente cantidad de fruta. El consumo excesivo de proteínas ha sido relacionado con diferentes formas de cáncer (mama, hígado y vejiga) y con un incremento en la incidencia de la leucemia.* De acuerdo con William J. Mayo, en una conferencia pronunciada ante el Colegio Norteamericano de Cirujanos: «En los últimos cien años, el consumo de carne se ha incrementado en un 400 por ciento. El cáncer de estómago alcanza a casi un tercio de todas las formas de cáncer que se dan en el cuerpo humano. Si los alimentos cárnicos no son completamente desintegrados, se descomponen, y agreden con diversos venenos activos a un órgano que no está preparado para recibirlos».** El envenenamiento por proteínas se manifiesta en el cuerpo como hiperacidez, de la cual hablaremos en el capítulo 9.

Dijimos antes que es imperativa la necesidad de que nuestro organismo se vaya limpiando constantemente de los dese-

---

* Viktoras Kulvinskas: *Survival into the 21st Century*. Wethersfield, Connecticut; Omangod Press, 1975.

** Blanche Leonardo, *Cancer and Other Diseases from Meat Consumption,* Santa Mónica, California; Leaves of Healing, 1979.

chos tóxicos que acumula el cuerpo. La manera más eficaz de realizar esta limpieza es el consumo de alimentos con alto contenido de agua. Ya puede el lector imaginarse lo que sigue: **DE TODOS LOS ALIMENTOS, LA FRUTA ES EL QUE TIENE MAYOR CONTENIDO DE AGUA.** Cualquier fruta es, en una proporción de entre un 80 y un 90 por ciento, agua, agua que limpia y vivifica. Además, todas las vitaminas, minerales, carbohidratos, aminoácidos y ácidos grasos que el cuerpo humano necesita se encuentran en la fruta. La fuerza vital inherente en la fruta no tiene parangón en ningún otro alimento. Cuando se la consume *correctamente*, nada aporta tantos beneficios como la fruta, que por su naturaleza misma da oportunidad al cuerpo para que se libere de los residuos acumulados. Esta limpieza favorece la vida en todos sus aspectos, y permite al cuerpo funcionar con el máximo de eficiencia.

La eficacia del consumo de fruta como factor adelgazante es incomparable. En octubre de 1983, una profesora de la Universidad de Yale, Judith Rodin, presentó ante el Congreso Internacional sobre la Obesidad, celebrado en Nueva York, algunos datos interesantes. Sus estudios sobre los beneficios del azúcar de fruta indican que «lo que se come en una de las comidas afecta realmente a lo que se ha de comer en la siguiente». El *Bergen Record* consignaba que Ms. Rodin dio a un grupo de estudio agua del grifo endulzada con diferentes tipos de azúcar. «La gente que bebió el líquido endulzado con azúcar de fruta (fructosa) comía significativamente menos que los que habían bebido agua pura o líquido endulzado con azúcar común (sacarosa).» Ella y sus colaboradores observaron que «los sujetos que consumían fructosa comieron un promedio de 479 calorías menos, en la comida siguiente, que la gente que había tomado sacarosa».

El doctor William Castelli, director médico de un famoso centro de estudios de las enfermedades cardíacas de Massachusetts, y miembro de la Facultad de Medicina de Harvard, indica que «una sustancia sorprendente, que se encuentra en muchos tipos de fruta, puede reducir los riesgos de cardiopatía o ataque cardíaco. Esta sustancia protege el corazón en cuanto impide que la sangre se espese y obstruya las arterias». La fruta es *limpiadora, no obstructiva.*

El ingrediente esencial para una vida vigorosa es la energía. Sabemos ya que la digestión consume más energía que ninguna otra actividad física. Es aquí donde la fruta desempeña un papel tan vital como significativo. **PARA SU DIGESTIÓN, LA FRUTA EXIGE MUCHA MENOS ENERGÍA QUE NINGÚN OTRO ALIMENTO**. Es más, ¡prácticamente nada!

Veamos por qué: todo lo que consume el cuerpo humano debe ser finalmente descompuesto y transformado en glucosa, fructosa, glicerina, aminoácidos y ácidos grasos. El cerebro no puede funcionar con *ningún* otro combustible que no sea glucosa (azúcar). La fruta *es* glucosa en el cuerpo. Su digestión, absorción y asimilación sólo exigen una mínima fracción de la energía que se necesita para descomponer otros alimentos, que pueden pasar en el estómago un tiempo que va de una hora y media a cuatro horas (y eso, sólo si lo que ha comido estaba adecuadamente combinado). Cuanto menos concentrados sean los alimentos, y mejor combinados estén, menos tiempo pasarán en el estómago. Cuanto más concentrados y peor combinados, más se demorarán en el estómago. El estómago es el lugar donde se produce el gasto inicial de energía. **LA FRUTA NO SE DIGIERE EN EL ESTÓMAGO, NI SIQUIERA EN UNA MÍNIMA PARTE**. Las frutas son predigeridas. Todas las frutas (excepción hecha de los plátanos, los dátiles y las frutas secas, que permanecen algo más en el estómago) *atraviesan* el estómago en muy poco tiempo, veinte o treinta minutos, como si pasaran por un túnel. Se descomponen y liberan sus vivificantes sustancias nutritivas en los intestinos.

La energía que ahorra la fruta al no tener que ser digerida en el estómago es considerable, y automáticamente es redirigida a depurar el cuerpo de desechos tóxicos, con lo cual produce reducción de peso. Pero todo esto es válido *solamente* cuando se consume correctamente. ¿Qué es lo que constituye un consumo correcto? Muy simple: puesto que la fruta no está destinada a permanecer mucho tiempo en el estómago, un consumo correcto significa que **NUNCA SE LA HA DE COMER COMO ACOMPAÑAMIENTO DE NINGUNA OTRA COSA, NI INMEDIATAMENTE DESPUÉS**. Es esencial, cuando se come fruta, comerla con el estómago *vacío*. Éste es, incuestionablemente, el aspecto más importante de la antidieta. Si la comemos correctamente, la fruta —por su alto contenido en agua y por la poca energía que exige digerirla— desempeñará un importante papel, permitiendo que el cuerpo se desintoxique y aportándonos gran cantidad de energía para perder peso y para otras actividades vitales. La fruta es *el* alimento más importante que podemos comer, pero si la comemos después de otras comidas, de ello resultarán muchos problemas.

Supongamos que se come uno un sándwich y después una porción de fruta, por ejemplo un trozo de melón. El melón puede pasar directamente, a través del estómago, a los intestinos, pero así se le impide que lo haga. Entretanto, toda la comida se pudre, fermenta y se acidifica. En el momento mismo en que la fruta entra en contacto con la comida que hay en el estómago y con los jugos digestivos, toda la masa de alimentos comienza a echarse a perder. Cualquier proteína que haya en el estómago se pudre, cualquier carbohidrato fermenta. El contenido del estómago se acidifica, y corremos en busca de alguna medicina, porque nos sentimos mal. Esto es algo fácilmente verificable, que tal vez mis lectores conozcan por experiencia.

Quizás el lector se haya servido una fruta o un vaso de zumo después de una comida, y haya advertido un dolor intenso en el estómago, o una sensación de indigestión o de acidez. La razón de esa incomodidad es haber comido esa fruta, que habría pasado directamente del estómago a los intestinos, pero los otros alimentos que había allí se lo impidieron. De este proceso no se encontrarán pruebas de orden *médico*, porque la profesión médica no ha estudiado todavía, en medida suficiente, los efectos de la dieta sobre el cuerpo, y los médicos son los primeros en admitirlo. Sin embargo, el doctor Herbert M. Shelton, que es *la* autoridad respecto de la combinación de alimentos, insiste en que el valor potencial de la fruta sólo puede realizarse si se la consume con el estómago vacío. Si persistentemente habéis consumido fruta de manera inadecuada, sin haberos sentido mal, eso no quiere decir que no hayáis violado una ley de la dietética; no hace más que demostrar la tremenda adaptabilidad de nuestro cuerpo. Uno puede arreglárselas para no pagar los impuestos, con aparente éxito, pero eso no significa que no haya infringido la ley. En última instancia, Hacienda está cada vez más cerca, y ya lo atrapará. Y un desprecio prolongado del principio del correcto consumo de fruta terminará por cobrarse lo suyo.

Muchas personas consumen incorrectamente el melón, y después le echan la culpa de lo mal que se sienten.

—Fíjate que no puedo comer melón —dicen—. Cada vez que lo pruebo, me repite toda la noche.

Entonces, ¿qué ha sucedido? Pues, que se comieron un trozo de melón después de un sándwich o de alguna otra cosa, y en vez de pasar rápidamente a los intestinos, el melón se quedó detenido en el estómago. Allí fermentó, y la víctima lo repitió toda la noche. Y le echó la culpa al melón, en tanto que si se lo hubiera comido primero, y después hubiera dejado pasar unos veinte minutos, el melón habría salido intacto del estómago, después habría entrado el resto de la comida, y no habría habido ningún problema.

Lo que aquí ofrecemos al lector es una información muy simple, de la cual la mayoría de la gente jamás ha oído hablar siquiera. Fisiológicamente, la fruta atraviesa rápidamente el aparato digestivo, sin el enorme gasto de energía que exigen otros alimentos. Por eso digo sin la menor vacilación que **LA FRUTA ES EL MÁS IMPORTANTE DE LOS ALIMENTOS QUE PODEMOS COMER**. Y esto es válido para todas las frutas, incluso las ácidas, como las naranjas, piñas y pomelos. La clasificación de éstas como frutas ácidas es solamente botánica. Una vez en el interior del cuerpo, cualquier fruta se vuelve alcalina, si se la consume correctamente. De hecho, tanto la fruta como las verduras tienen la peculiar propiedad de neutralizar los ácidos que se forman en nuestro organismo. Las combinaciones inadecuadas de alimentos, una cantidad insuficiente de alimentos con alto contenido de agua, los derivados de muchos alimentos concentrados, los aditivos, la contaminación del aire y del agua, el estrés... todas estas cosas, y muchas más, hacen que nuestro organismo se intoxique y se acidifique. Un exceso de ácidos tóxicos se reconoce porque hay edema, exceso de peso, celulitis, canas, calvicie, estallidos de nervios, ojeras y arrugas faciales prematuras. Las úlceras son un resultado directo del ácido corrosivo en el sistema. La fruta, si se la consume adecuadamente, tiene la maravillosa capacidad rejuvenecedora de contrarrestar la formación de ácidos. Cuando hayáis dominado por completo el principio del correcto consumo de fruta, estaréis sintonizados con uno de los secretos naturales que permiten alcanzar la belleza, la longevidad, y el feliz acuerdo de salud, energía y un peso normal.

Mejor que cualquier otro alimento, la fruta proporciona al cuerpo lo que éste necesita para alcanzar el mayor nivel posible de salud. Aparte de su alto contenido acuoso, que limpia y depura, el hecho de que no deja residuos tóxicos en el sistema y que su digestión apenas si necesita gasto de energía, hace de ella el alimento más perfectamente equilibrado para aportar al cuerpo los requisitos esenciales para la vida. Las cinco sustancias vitales esenciales que debemos obtener de lo que comemos son la glucosa (el combustible, proveniente de los carbohidratos), los aminoácidos, los minerales, los ácidos grasos y las vitaminas. La primera prioridad de cualquier alimento, la más importante, es su valor de combustible. Sin combustible, el cuerpo no puede existir. El valor de combustible debe ser siempre el factor decisivo en la determinación del valor de cualquier alimento. El porcentaje ideal de cada uno de los integrantes esenciales de los alimentos es el siguiente:

Glucosa	90 %
Aminoácidos	4-5 %
Minerales	3-4 %
Ácidos grasos	1 %
Vitaminas	menos de 1 %

Estas proporciones representan lo que sería la composición ideal de los alimentos, en función de las necesidades del cuerpo, y sobre el planeta no hay más que un alimento que satisfaga perfectamente esos requisitos: es la fruta. Esto respaldaría el hallazgo del doctor Alan Walker: que durante millones de años, los seres humanos fueron estrictamente frugívoros. Antes de que nuestra especie, movida por influencias externas, empezara a andar por mal camino, nosotros como todos los demás animales en condiciones naturales— comíamos *instintivamente* lo que con más eficiencia nos aseguraba la satisfacción de nuestras exigencias vitales, que en nuestro caso era la **FRUTA**.

Hay dos consideraciones que son importantísimas para quien quiera asegurarse de que está haciendo un correcto consumo de fruta. La primera se refiere al tipo de fruta o zumo de fruta que se ha de consumir, y que es uno sólo: **FRESCA**. Se trata de una condición sobre la cual jamás se insistirá demasiado. No se obtiene beneficio alguno de comer fruta que haya sido procesada o alterada de cualquier manera por el calor. Su consumo puede ir, en cambio, en detrimento del cuerpo, que *sólo* es capaz de utilizar la fruta en su estado natural. Tanto las manzanas al horno como las frutas de lata, las salsas de fruta cocidas y los pasteles son dañinos, en cuanto *no* proporcionan al cuerpo sustancias que lo desintoxiquen ni que lo nutran, y producen en cambio toxinas y acidez; incluso es posible que lesionen las sensibles mucosas que recubren los órganos. Así obligan al cuerpo a usar su preciosa energía para neutralizar y expulsar su acidez. La verdad es que la fruta es por naturaleza un alimento delicado, y la cocción *destruye* su valor potencial.

Es indudable que en este aspecto la teoría de la macrobió-tica (que desaconseja el consumo de fruta) discrepa del punto de vista de la higiene natural. Durante mis diez últimos años de práctica privada he tenido ocasión de asesorar a docenas de entusiastas de la macrobiótica, que acudían a mí porque no se sentían bien después de una prolongada adhesión a las prácti-cas macrobióticas. Pasadas varias semanas de dieta higiénica, *todos ellos* sintieron una mejoría en su estado general. Yo atri-buyo la rapidez y facilidad de la mejoría al hecho de que con-taban con la buena base previa de la macrobiótica, que está muy por encima de la dieta promedio de los norteamericanos, por más que su mala interpretación de los beneficios de la fru-ta (que para ellos no se ha de comer cruda) la coloque en si-tuación de desventaja. Ésta es una concepción errónea. Toda la fruta que se consuma *debe* ser fresca y cruda; de otra manera, se perderán los múltiples beneficios que aquí describimos. Lo mismo vale para el zumo de fruta: debe ser fresco. Si ha sido pasteurizado, como sucede con el zumo de naranjas que se prepara a partir de concentrados, es puro ácido ya desde antes de que te lo bebas. Y beber un líquido que es puro ácido en nada ayuda a perder peso, todo lo contrario.

Quizás alguien pregunte por qué se han de beber zumos. ¿Acaso la fruta entera no es mejor? En realidad, sí. Una fruta entera siempre es mejor que una que haya sido fraccionada, pero, de hecho, a la gente le gusta beber algo. Y en vez de beber sustancias tóxicas y que crean hábito, como el café, el té, el alcohol, las gaseosas y la leche, sería más atinado tomar zumos de frutas o de verduras. Pero hay que tener cuidado de no engullírselos de un trago. Como en los zumos la fruta está fragmentada, se ha de beber en sorbos pequeños y dejar que se mezcle con la saliva antes de tragarla.

La fruta está repleta, rebosante de fuerzas vitales. Si se la utiliza correctamente, es de utilidad inmediata para el cuerpo. Por la desintoxicación y la pérdida de peso que ocasiona, lo mismo que por la energía que ahorra, no admite parangón con ningún otro alimento. Y destruir todos sus efectos benéficos por consumirla en mal momento o en forma indebida es, ni más ni menos, un delito contra nuestro cuerpo. ¿Quién podría hallar encanto en la Mona Lisa si estuviera cubierta de barro? ¿O apreciar la calidad de la grabación de una sonata de Mozart, escuchándola en un disco rayado? ¿Nos deleitaríamos en el aroma de una rosa que estuviera cubierta de basura? Si la consumimos de tal manera que se nos eche a perder en el organismo, nos estamos privando de los múltiples beneficios de la fruta.

La segunda consideración se refiere al tiempo que debe transcurrir desde que se ha consumido cualquier otro alimento, antes de comer fruta. Mientras el estómago esté vacío, se puede comer toda la fruta que uno quiera y durante un período tan largo como se quiera, *siempre que se dejen pasar entre veinte y treinta minutos antes de comer cualquier otra cosa.* Así se dejará el margen de tiempo necesario para que la fruta o el zumo haya salido del estómago. El zumo (y algunas frutas) necesita menos, pero para más seguridad es mejor conceder entre veinte y treinta minutos. Los plátanos, los dátiles y las frutas secas necesitan de cuarenta y cinco minutos a una hora. Una vez que se ha comido *cualquier* otra cosa que no sea fruta, se ha de esperar *por lo menos* tres horas. Si se ha comido cualquier tipo de carne, por lo menos cuatro horas. Y esto se refiere solamente a alimentos consumidos de acuerdo con los principios de la combinación adecuada. En caso de haber comido una comida mal combinada, los alimentos permanecerán, probablemente, unas ocho horas en el estómago. Por consiguiente, durante todo ese tiempo no se debe consumir ninguna fruta ni zumo de fruta.

CUÁNTO SE HA DE ESPERAR PARA VOLVER A COMER FRUTA DESPUÉS DE HABER CONSUMIDO OTROS ALIMENTOS

ALIMENTO	TIEMPO DE ESPERA
Ensalada o verduras crudas	2 horas
Comida bien combinada, sin carne	3 horas
Comida bien combinada, con carne	4 horas
Cualquier comida mal combinada	8 horas

La fruta desempeña un papel importantísimo en la antidieta. No vamos a decir nada estrafalario, como que las enzimas de ciertas frutas queman las grasas, para que ningún lector sienta que puede comer en exceso cualquier cosa que se le ocurra, y después deshacerse de ella quemándola con cantidades irracionales de fruta. Eso no sólo sería irresponsable, sino también absurdo desde el punto de vista fisiológico. Una de las principales funciones que desempeña la fruta en la antidieta es la de procurar un descanso al aparato digestivo, con lo cual se libera energía que puede ser utilizada para la desintoxicación, la reparación y la pérdida de peso.

Es obvio que la adecuada combinación de los alimentos y el consumo correcto de fruta tienen muchísimo que ver no solamente con *lo que* se come, sino también con *cuándo* se lo come.

Si alguien preguntara a mis lectores cuál les parece el peor momento del día para comer, quién sabe qué responderían. Probablemente «a la noche, antes de acostarse», como creen muchas personas. Aunque comer inmediatamente antes de irse a dormir es un hábito espantoso, hay otro momento del día que es aún más contraproducente y destructivo para comer. Y ese momento es la mañana, cuando nos despertamos. ¿QUÉ? Si ya me parece oír los gritos de incredulidad.

—Pero ¿cuántas veces nos han dicho que se ha de tomar un desayuno sustancioso para tener energía?

Sí, ¿cuántas veces? En Estados Unidos, la «pausa para el café» es una institución típica. La gente se toma un desayuno enorme y sustancioso «para tener energía», y el cuerpo se cansa tanto con el trabajo de digerirlo que la gente necesita «algo que la levante» porque es la única manera de llegar a la hora del almuerzo sin quedarse dormida. Ya sé que esto es un golpe tremendo para uno de nuestros sistemas de creencias más condicionantes y más profundamente arraigados.

Ruego al lector que por un momento intente olvidarse de todo lo que creía saber acerca del desayuno. Durante un momento, intente olvidar todos los consejos de médicos, dietistas y otros expertos en nutrición. Durante un momento, confíe únicamente en su propio sentido común para que le diga si el desayuno tiene una influencia positiva o negativa sobre su peso.

Recordemos que **LA ENERGÍA ES LA ESENCIA DE LA VIDA**. Cuando nos despertamos por la mañana, estamos descansados y en el punto culminante de nuestro nivel de energía para el día, siempre que el organismo no se haya pasado la noche luchando con un «sándwich de medianoche» o una comida mal combinada. ¿En qué vamos a gastar ese excedente matinal de energía? ¿En un «desayuno sustancioso»? Ya sabemos que la digestión exige una enorme cantidad de energía. Un desayuno sustancioso, que generalmente es una bofetada en la cara de los principios de la adecuada combinación de alimentos, no puede *aportar* energía, porque **LA CONSUME**. ¿De qué otra manera se podría digerir el alimento, si no fuera gastando energía? La mayor parte de los desayunos tradicionales de tostadas con huevos, o cereales con leche, o jamón con patatas, están mal combinados y obligan a que el cuerpo se pase horas gastando energía. Los alimentos adecuadamente combinados pasan tres o más horas solamente en el estómago, y mientras no han sido absorbidos en los intestinos, no pueden ni aun empezar a generar energía. Desde un punto de vista estrictamente energético, ¿qué sentido tiene desayunarse cuando uno se despierta a la mañana? Si te saltas el desayuno, no solamente *no* te desmayarás por falta de alimentos (ya que el cuerpo todavía está usando lo que consumió el día anterior), sino que estarás mucho más alerta y activo.

La palabra *desayuno* quiere decir precisamente *dejar de ayunar*. Originariamente, se la usaba para designar la comida con que se rompía un ayuno. Pero un ayuno es una abstención de alimentos durante un tiempo prolongado, no durante una noche que pasas durmiendo.

Un aspecto importante de la antidieta es el siguiente: **DESDE EL MOMENTO EN QUE TE DESPIERTES, A LA MAÑANA, HASTA EL MEDIODÍA POR LO MENOS, NO CONSUMAS OTRA COSA QUE FRUTA FRESCA Y ZUMO DE FRUTA.** Come o bebe todo lo que quieras, sin imponerte limitaciones. Si lo deseas, cómelo; pero escucha la voz de tu cuerpo: ¡evita el exceso! Si no comes nada más que fruta y zumo de fruta, con ella podrás generar, en vez de consumir, buena parte de la energía necesaria para el día. La digestión de la fruta requiere poca energía, porque no se realiza en el estómago. Si está bien masticada, no necesita más digestión.

Es en los intestinos donde se absorben todas las sustancias nutritivas. Como la fruta se encamina a los intestinos en cuestión de minutos y no de horas, las sustancias nutritivas que contiene son inmediatamente absorbidas y utilizadas por el cuerpo. Al comer fruta nos regalamos un día más productivo y lleno de energía, porque en vez de dilapidarla, la hemos conservado. Mis lectores se quedarán atónitos ante el efecto espectacular que esta manera de comer puede tener sobre su vida, una vez que se hayan adaptado a **CONSUMIR SÓLO FRUTA Y ZUMOS DE FRUTA HASTA MEDIODÍA**. Después de haber experimentado sus beneficios, no entenderán cómo alguna vez pudieron empezar el día comiendo algo pesado. Un desayuno pesado significa un día pesado. Un desayuno ligero asegura un día vibrante y ligero. Se puede comer tanta fruta como se quiera durante la mañana, hasta unos veinte o treinta minutos antes de comer cualquier otra cosa. Una vez que se ha consumido otro tipo de alimentos, deben pasar tres horas —por lo menos— antes de que se vuelva a comer nada. Insisto: escuchen al cuerpo. Cuando el estómago está vacío, se puede comer más fruta.

Miles de personas, después de asistir a mis seminarios, han dejado de ingerir comidas pesadas de mañana y se han limitado a las frutas y los zumos de frutas, y han conseguido cambios increíbles. Muchas vienen a decirme:

—Fíjese que la primera vez que oí hablar de esto yo no podía pasarme sin un gran desayuno, pero quería probar lo que usted decía, pensando que, en todo caso, después acabaría mi desayuno.

Pero no lo hicieron, porque no pudieron volver a un desayuno más pesado. Quien quiera saber cómo se siente uno cuando se ha tragado un yunque, no tiene más que comer exclusivamente fruta por las mañanas durante unos diez días, y después tratar de volver a iniciar el día con una comida más pesada. Simplemente no podrá. Sí, quizá lo haga en alguna ocasión, y eso no tiene importancia. Porque ocasionalmente es una cosa, pero todos los días es algo completamente diferente.

El consumo exclusivo de fruta y zumo de fruta por la mañana es el núcleo mismo de la antidieta. Lo interesante es que muchas personas me han dicho que, aunque no se adhieren exactamente al programa durante todo el tiempo, lo que hacen de manera más constante es respetar el consumo exclusivo de fruta y zumos de fruta hasta el mediodía, porque con eso sólo ya consiguen enormes beneficios. Éste es, incuestionablemente, el principal factor de éxito de la antidieta. El lector que se proponga empezar solamente con un principio, que escoja éste: **EXCLUSIVAMENTE FRUTA POR LAS MAÑANAS.**

Hay gente que cree que consumir mucha fruta y muchos zumos engorda. La única forma en que la fruta puede provocar alguna manifestación negativa es cuando se la altera mediante el calor o se la combina mal, es decir, cuando se la consume con cualquier otro alimento o inmediatamente después. **CUANDO SE LA COME CON EL ESTÓMAGO VACÍO, LA FRUTA FRESCA NO PUEDE TENER MÁS QUE EFECTOS POSITIVOS; ACELERA LA PÉRDIDA DE PESO.** Cuando decimos a la gente que puede comer libremente más fruta de lo que es habitual, y acostumbrarse a ello, hay quienes expresan su preocupación de estar tomando un exceso de calorías. Las calorías son nuestras enemigas solamente si se las consume como parte de comidas excesivamente procesadas o mal combinadas. Las calorías de alta calidad, las que se encuentran en los alimentos de alto contenido acuoso, no se sumarán a nuestro problema de peso, sino que nos suministrarán la energía necesaria para liberarnos de él.

Para mí, eso de contar calorías ha sido siempre aburridísimo, una manera deprimente de establecer lo que se ha de comer. Por eso pido a la gente que se olvide de las calorías y consuma alimentos de alta calidad. El cálculo de calorías es una manera muy anticuada e ineficaz de controlar el peso, que parece viable en teoría, como la opinión de que el Sol describe su órbita alrededor de la Tierra. Calcular las calorías no es un patrón realista para medir nuestro progreso. Por eso, por más diligentemente que las cuenten, hay tantos partidarios de este método que no alcanzan los resultados buscados.

Recuerdo que una vez fui a desayunar a un simpático restaurante de Palm Springs, un establecimiento que se enorgullecía de especificar en el menú el número de calorías de cada cosa que servían. Pues aquí va un ejemplo de la inutilidad práctica de contar las calorías. Escogí de la lista dos desayunos posibles, compuestos ambos de tres artículos cada uno. Uno era de 220 calorías, el otro de 190. Pues bien, para quien actuara movido por la falsa noción de que una caloría es siempre una caloría, y de que en una comida hay que consumir tan pocas como sea posible, la opción habría sido el desayuno de 190 calorías. Pero yo, entendiendo como entiendo los principios de la higiene natural, pedí sin vacilar el de 220. Es una locura pensar que una caloría que se encuentra en un alimento desnaturalizado, desvitalizado y procesado a muerte es lo mismo que una caloría en un simple alimento fresco y sin adulterar. Todos los coches son coches también, pero ¿quién preferiría tener uno viejo, abollado y sin frenos, que apenas si anda, a un Rolls Royce nuevo y brillante? Los dos son coches, pero uno puede poner en peligro tu vida, mientras que el otro estará a tu servicio. Lo mismo pasa con las calorías. Las hay que pueden *agregar* peso al cuerpo, y las hay que pueden proporcionarnos la energía necesaria para *perder* peso. Todo lo que tenga que ver con calorías es un caso clásico en que la calidad importa mucho más que la cantidad.

El desayuno de 190 calorías era un tazón de avena, una tostada y una porción de queso crema. El de 220 incluía un vaso de zumo de naranja recién exprimido, una tajada de melón maduro y un tazón de fresas frescas. Ahora que mis lectores entiendan claramente la gran importancia de consumir alimentos de alto contenido acuoso y adecuadamente combinados advertirán, estoy seguro, por qué opté por el desayuno de 220 calorías. El de 190 calorías estaba constituido por tres artículos desprovistos de agua. Era una proteína (el queso crema) y dos carbohidratos (la avena y el pan). Se me habría quedado asentado en el estómago durante seis u ocho horas, privándome de preciosas energías, sin nutrirme y dejando gran cantidad de residuos tóxicos que dañarían a mi organismo. No me habría ayudado para nada en mi empeño de perder peso: me lo habría *agregado*. El menú de 220 calorías era, *absolutamente todo*, de alto contenido acuoso. No produciría putrefacción ni fermentación, y consiguientemente, ningún trastorno en mi organismo. En menos de media hora ya había salido del estómago y estaba proporcionándome efectivamente verdadera energía en el término de una hora. En vez de alterar el ciclo de eliminación e impedir así que el cuerpo se depurara de desechos, lo ayudó.

Cualquiera que piense que este programa obtiene éxito porque aporta menos calorías que una dieta «común» ha entendido todo al revés. Con sólo disminuir la ingestión de calorías no se logrará la pérdida de peso deseada, si las calorías consumidas provienen de alimentos desnaturalizados, mal combinados, tóxicos y obstructivos. Por eso este programa ha tenido tal éxito con tantas personas, muchas de las cuales solían contar religiosamente las calorías: porque es un cambio de estilo de vida que no tiene nada que ver con la estadística de las calorías.

El razonamiento que fundamenta la prescripción de no comer más que fruta por las mañanas se relaciona estrechamente con el funcionamiento eficiente de los ciclos corporales. Y éste es el mejor momento para volver a echar un vistazo a estos ciclos y ver exactamente por qué. Como lo que nos interesa para rebajar de peso es no bloquear el ciclo de eliminación, destacaremos su importancia empezando por él.

CICLO I - ELIMINACIÓN (4 a.m.-MEDIODÍA): Ya hemos aprendido que la digestión de los alimentos convencionales consume más energía que cualquier otro proceso corporal. Sabemos también que la fruta es la que para su digestión requiere menos energía. De modo que es sumamente benéfico que **EL ÚNICO ALIMENTO QUE SE CONSUMA DURANTE EL CICLO DE ELIMINACIÓN** —si es que se consume alguno— **SEA FRUTA O ZUMO DE FRUTA**. Cualquier otra cosa detiene el proceso de eliminación, y los subproductos de los alimentos que deberían haber sido eliminados se agregan ahora a la carga tóxica del organismo y a los kilos indeseables que cargamos. Por eso el éxito de este programa (y nuestro éxito en cuanto a rebajar de peso) depende del consumo exclusivo de fruta y zumos de fruta hasta el mediodía. Una disminución de peso cómoda y segura depende de la eficacia del ciclo de eliminación, y si lo saboteamos, saboteamos nuestro éxito. **NO COMER MÁS QUE FRUTA Y NO BEBER MÁS QUE ZUMO DE FRUTA HASTA EL MEDIODÍA ES EL ASPECTO MÁS IMPORTANTE DE ESTE SISTEMA.** (Incluso si continúas bebiendo café o tomando suplementos vitamínicos, no lo hagas durante el ciclo de eliminación, sino pasado el mediodía. Esto es esencial.)

CICLO II - APROPIACIÓN (MEDIODÍA-8 p.m.): Después de las doce entramos en el diario período de ingestión. Si tienes hambre, éste es el momento de comer, pero hay que observar algunas reglas importantes. Recuerda que la digestión consume más energía que ninguna otra actividad. Se trata de comer una comida que no agote tus reservas de energía, por más que exija *cierta* energía digestiva. (Véase la escala energética, en pág. 203). Esto significa adherirse al principio de la adecuada combinación de alimentos, para que el procesamiento de esa comida no exija más que un mínimo de energía digestiva.

CICLO III - ASIMILACIÓN (8 p.m.-4 a.m.): Una vez tomado el alimento, es hora de dejar que el cuerpo pueda extraer, absorber y utilizar las sustancias nutritivas que contiene. La absorción no puede producirse mientras el alimento no ha llegado a los intestinos. Una comida bien combinada saldrá del estómago en tres horas aproximadamente, lista para ser absorbida y asimilada. Una comida mal combinada puede permanecer en el estómago entre ocho y doce horas, o *más*. Procura comer lo bastante temprano como para que el estómago ya esté vacío antes de que te acuestes. Una buena noche de descanso (que, tantas veces como te sea posible, se inicie bastante antes de medianoche) permitirá que tu cuerpo complete el ciclo de asimilación antes de volver a entrar en la fase de eliminación, sobre las cuatro de la mañana.

Ahora que ya cuentas con estas herramientas y sabes los pasos que te conducirán al éxito que buscas, antes de seguir adelante es importantísimo que hayas entendido muy claramente...

Capítulo 8

La teoría de la desintoxicación

En todo el libro hemos venido insistiendo sobre la importancia suma de la eliminación de residuos tóxicos del organismo con el fin de lograr, en forma permanente, una pérdida de peso. Para facilitar ese proceso hemos estructurado un estilo de vida que no solamente es efectivo, sino también fácil y cómodo de llevar.

La desintoxicación del organismo es el objetivo más importante de la antidieta. Puede ser que la desintoxicación no sea la fase más placentera del proceso, pero no por eso deja de ser necesaria. No queremos inducirte a creer que tenemos alguna fórmula milagrosa que, sin esfuerzo alguno y de la mañana a la noche puede convertirte en una persona esbelta, sana y feliz por el sólo hecho de leer este libro. Tienes que hacer tu parte también. Mi experiencia de los últimos años me permite decir que aproximadamente el 10 por ciento de las personas que ponen en práctica esta información sienten *inicialmente* cierto grado de incomodidad. Hay ciertas molestias *potenciales*, a las que decididamente se puede restar importancia. Si la desintoxicación es demasiado rápida, puede causar grandes molestias. Por eso, más de nueve años han estado dedicados a la experimentación y al perfeccionamiento de un estilo de vida que pueda reducir al mínimo posible esas incomodidades potenciales, y que de hecho así lo hace.

Se ha de tener presente que la acumulación de desechos tóxicos en el cuerpo puede haber ido produciéndose a lo largo de veinte, treinta, cuarenta, cincuenta o más años, de modo que su eliminación no es cosa que pueda lograrse en un abrir y cerrar de ojos. Jamás insistiré lo suficiente en lo enormemente importante que es conseguir esta desintoxicación. Es absolutamente esencial que el organismo sea depurado para que la energía pueda ser liberada y usada para rebajar peso. En tanto que siga habiendo desechos tóxicos en el sistema, gran parte de la energía de que éste dispone será usada para eliminarlos. El éxito de cualquier programa de disminución de peso depende de esta limpieza. La desintoxicación *es* limpieza, ¡y es imperativa! Es la clave de todo lo demás.

Las incomodidades posibles dependen del grado de intoxicación del cuerpo. Las personas que lo tienen particularmente elevado, o que han tomado regularmente fármacos (recetados o no) corren más riesgo de experimentar molestias temporales que otras personas. La eliminación de residuos tóxicos puede ser efectivamente incómoda, pero es mejor soportar ahora algunas incomodidades menores que ver cómo más adelante todo se nos viene encima hasta el punto de llegar a incapacitarnos totalmente. Lo importante es que la dieta sea tal que pueda efectuar esta limpieza, pero *no* con tal rapidez que el proceso sea peligroso. Por el contrario, se lo puede regular de tal manera que el individuo experimente la menor incomodidad posible. Eso es, precisamente, lo que se logra con los menús que sugerimos en la segunda parte del libro, y que en realidad no son *simples* menús, en cuanto se ha dedicado una cantidad de tiempo, esfuerzo, estudio y experimentación a perfeccionar la adecuada combinación de las variables para asegurar que la desintoxicación sea tan suave y cómoda como sea posible. El programa de la antidieta es, de hecho, un programa de desintoxicación.

¿Cuáles son estas posibles incomodidades? La más frecuente es un abotagamiento inicial del sistema. Cuando uno empieza a aplicar el principio de comer más fruta con el estómago vacío, la capacidad limpiadora de la fruta removerá los residuos tóxicos acumulados, con lo que se provocará edema y formación de gases. Generalmente, esta reacción pasa en el término de cuarenta y ocho horas, y raras veces dura más allá de las setenta y dos. Si esta hinchazón le hiciera a uno *aumentar* un kilo o un kilo y medio durante los primeros días, no hay nada de qué alarmarse; el cuerpo está preparándose para la tarea que le espera. También es posible que haya dolores de cabeza o dolores corporales, que uno se sienta súbitamente cansado o ansioso, que aparezcan heces flojas o semilíquidas que mucha gente tiende a confundir con diarrea. Nada de esto ha de ser motivo de alarma ni de salir corriendo de casa a buscar algún antidiarreico. Créase o no, el efecto de esta reacción intestinal es positivo, no negativo. La acción limpiadora de la fruta desprende de las paredes intestinales la materia fecal impactada y la elimina así del sistema. Esta aparente diarrea, que no es tal, lo deja a uno sintiéndose ligero y renovado. Quizá sea incómoda, pero sirve a un propósito benéfico. Es imperativo que no se haga nada para detener este proceso de eliminación (ni ningún otro). El cuerpo está deshaciéndose de residuos tóxicos. Tampoco hay que preocuparse por la deshidratación. Esta eliminación no lleva aparejados ni temperatura ni otros signos de enfermedad. Con la cantidad de fruta y verdura —es decir, de alimentos de alto contenido acuoso— que estás consumiendo no queda margen para la posibilidad de deshidratación. Detener la eliminación significaría mantener esos desechos en el organismo y asegurarse un problema de exceso de peso. Las heces semilíquidas rara vez duran más de un par de días. También es posible que en esta etapa se sientan náuseas, al removerse las toxinas que hay en el organismo.

Quizá se observe también una copiosa descarga mucosa por las fosas nasales, pero **ESO NO ES UN RESFRIADO**. Simplemente, el cuerpo está expulsando el exceso de toxinas que se ha generado y acumulado en las membranas mucosas. Una de las formas clásicas que tiene el cuerpo de eliminar toxinas es lo que se suele llamar un resfriado. Cuando las mucosas están sobrecargadas con más mucus de lo que puede tolerar el cuerpo, sin que se lo vaya eliminando con la rapidez necesaria, los mecanismos de defensa del organismo entran en acción para expulsarlo por la garganta y la nariz. Si cogemos un vaso y empezamos a echarle agua sin parar, finalmente se derramará. Lo mismo sucede con el cuerpo; si hay en él más mucosidades de las que puede albergar, se derramarán.

Hay trastornos digestivos, que van desde gases y flatulencia a dolores crónicos de mayor gravedad o colitis, que son un problema grave en nuestra civilización. Uno de los principales beneficios de comer de la manera que enseñamos en este libro es que esos problemas comenzarán a desaparecer. La adecuada combinación de alimentos y el correcto consumo de fruta serán los principales factores que contribuyan a aliviar esas dolencias. En ocasiones, la introducción de fruta, *aunque se la coma de manera adecuada*, causará gases y flatulencia. En la mayoría de los casos esta situación no se da, pero sé de algunas personas especialmente intoxicadas que durante dos o tres semanas la padecieron en alguna medida. Todo depende de cuál sea el nivel de intoxicación del cuerpo. Sea como fuere, aunque si se da es una situación incómoda y fastidiosa, es positiva en cuanto signo de que se está eliminando la causa del problema.

Se ha de tener presente que en cualquier momento en que alteremos nuestros hábitos alimentarios, el cuerpo tiene que adaptarse al cambio, y que al hacerlo puede darnos una sensación inicial de malestar. Lo que hay que hacer es **CONSIDERAR CUALQUIER INCOMODIDAD TEMPORAL COMO**

EXPRESIÓN DEL PROCESO DE DEPURACIÓN Y LIMPIEZA, Y DEL RETORNO A LA SALUD. Experimentarlo es ser testigo de la salud en acción. El cuerpo es poderoso y quiere «salir adelante» ahora que tiene la ocasión. Y esto puede suceder de muchas maneras diferentes. La reacción del cuerpo cuando de pronto tiene a su disposición un excedente de energía es tratar de eliminar lo antes posible, mientras la energía dure, todo lo que sea de naturaleza tóxica. Una vez que el organismo «se da cuenta» de que seguirá disponiendo regularmente de esa energía, comienza a regular la eliminación, y las incomodidades temporales desaparecen. **ES IMPORTANTE RECORDAR QUE NO LLEGAN A UN 10 POR CIENTO LAS PERSONAS QUE AL INICIAR LA ANTIDIETA EXPERIMENTAN ALGUNA INCOMODIDAD.** En caso de que el lector sea una de ellas, le *ruego* que no cometa el error de renunciar a su nueva forma de comer para regresar a la antigua. De hacerlo así, sumiría a su organismo en un desconcierto tremendo. Tenga fe en la sabiduría, la inteligencia y la maravillosa capacidad de recuperación de su cuerpo, y agradezca que tiene la integridad y la capacidad de llevar adelante la limpieza. En caso de que cualquier incomodidad se prolongara algo más de unos días, para mayor tranquilidad y seguridad, consulte a su médico.

La eliminación total de toda toxicidad del cuerpo puede necesitar meses e incluso años, pero en pocos días estaremos perdiendo peso y nos sentiremos mucho más activos y vibrantes. El proceso de eliminación se mantiene generalmente sin más incomodidades ni manifestaciones externas. El exceso de peso desaparecerá, habrá un incremento de energía y todo irá mejorando poco a poco. El mayor error que puedes cometer, si te sientes un poco incómodo, es decir «al diablo con todo» y volver a los hábitos de antes. La incomodidad que sientes es un indicio de la falta que te hacía la desintoxicación; es un punto crítico que no se ha de desvirtuar. Una cosa es segura: tu cuerpo *quiere* depurarse de cualquier cosa que no contribuya a perpetuar tu salud. Cuando algo empieza a salir, ¡déjalo! Estarás mucho mejor si lo tienes fuera del cuerpo que dentro. Vale la pena volver a señalar que **NO TODOS SIENTEN INCO-MODIDAD. LA MAYORÍA DE LAS PERSONAS NO TIE-NEN EL MENOR PROBLEMA**. Simplemente, sentimos que es nuestro deber prepararte para esa posibilidad. Si tú eres una de las muchas personas que no sienten incomodidades, ¡estupendo! Si no, el estilo de vida que presentamos en las páginas siguientes hará que el nivel de incomodidad sea el mínimo.

Puedes estar absolutamente seguro de que las pruebas que fundamentan esta manera de comer son muchas. Por ejemplo, como ya dijimos antes, en Estados Unidos las dos principales causas de muerte son, por ese orden, las enfermedades cardíacas y el cáncer, ¡y *diariamente* mueren de ellas unas cuatro mil personas! Las informaciones más recientes que nos llegan de la comunidad científica señalan que un incremento en el consumo de frutas y verduras puede disminuir la incidencia de ambos grupos de dolencias. En septiembre de 1982 dijeron los médicos del Instituto Nacional del Cáncer: «Cambiar la manera de comer podría significar alguna protección contra el cáncer. El primer requisito es reducir la grasa. El segundo, aumentar la cantidad de frutas y verduras. El Instituto Nacional del Cáncer ha hecho de la dieta su principal área de investigación en lo tocante a la prevención del cáncer». En septiembre de 1983, también la American Cancer Society expresó su convicción de que «un mayor consumo de frutas y verduras puede disminuir significativamente el riesgo de que una persona contraiga el cáncer».

Como dijimos ya en el capítulo anterior, el doctor Castelli, de Harvard, considera que el riesgo de enfermedad cardíaca puede ser combatido con el consumo de fruta.

Estoy seguro de que las frutas y verduras pueden contribuir a disminuir la incidencia de estos problemas, dada la eficacia de estos alimentos para la desintoxicación del cuerpo, que, además ayuda enormemente a rebajar de peso.

Recurrir a este sistema hará que el lector pierda peso y no lo recupere. Los únicos factores que podrían impedirle hacer estos sencillos cambios son determinados hábitos que puede tener. Uno de ellos es empezar el día con una comida pesada. Otro, mezclar proteínas y carbohidratos. Otro, comer la fruta después de las comidas. Es muy importante que lleguemos a tener algunos hábitos nuevos. En inglés, un viejo dicho afirma que si no te libras de algunos de tus viejos hábitos, vas a terminar donde te lleven tus pasos. Y entre vosotros habrá algunos que no quieran terminar donde sus pasos los están llevando ahora. La manera más fácil de librarse de los viejos hábitos es, simplemente, reemplazarlos por otros nuevos y mejores.

Eso es exactamente lo que ofrecemos aquí: un grupo de hábitos mejores, que los lectores pueden usar poco o mucho, como quieran. No es cuestión de hacer tanto que uno se sienta sometido a presión. Tomaos vuestro tiempo, pasadlo bien. Esto no es nada que hayáis de convertir en una ordalía, **Y TAMPOCO ES UNA DIETA**. No es un programa al cual haya que adherirse al pie de la letra. Lo que os ofrecemos es, simplemente, una manera de respetar las limitaciones biológicas del cuerpo y sus ciclos. A partir de lo que dicen los expertos —que necesitamos comer más frutas y verduras— os hemos proporcionado una manera conveniente de hacer eso, precisamente. Hay una manera agradable de tener la vivencia de ese cuerpo vibrante y de buen porte que, como lo sabéis ya instintivamente, debe ser el vuestro.

Este sistema está preparado para que cada uno lo intente con el ritmo que escoja. Está presentado de manera que no cause problema alguno, ya sea que os valgáis de la información tanto o tan poco como se os ocurra. Habrá quien esté sumamente motivado, se adhiera estrictamente al programa y experimente con mayor rapidez que otros los resultados en cuya busca anda. Lo que nos gustaría que entendierais es que se trata de un programa para toda la vida, no para dos semanas o un mes. La información que se os ofrece está pensada para que os sirva, para que la incorporéis definitivamente a vuestro estilo de vida, de manera que podáis empezar a experimentar el bienestar que os merecéis por el solo hecho de ser humanos.

Ya sabes que tu cuerpo es el regalo que te ha hecho la vida. Tu forma de agradecerlo es cuidar de él lo mejor que puedas; dale una oportunidad de funcionar a su más alto nivel, sin el impedimento de los desechos tóxicos y el exceso de peso. Tu cuerpo quiere irradiar salud, no cargar con veinte kilos de más. Quiere tener la forma que tú sabes que es capaz de tener. Lo único que tú tienes que hacer es facilitar sus procesos naturales, y podrás empezar a sentir la alegría de tener un cuerpo del cual puedas enorgullecerte. Date el gusto de ver aparecer ese cuerpo esbelto que, como bien sabes, ha estado dentro de ti durante todo este tiempo.

Creo que todos podéis ver, por lo que hasta ahora habéis leído, que lo que os ofrezco no es un plan de emergencia para obtener resultados rápidos y temporales. Los principios que enuncio son para ser incorporados a vuestro estilo de vida. Lo que tenéis ahora no es un plan dietético para las horas de comer, sino un plan de vida para todas las horas. Tal vez alguien esté preguntándose si las cosas pueden ser tan simples, si lo único que hay que hacer es comer alimentos con alto contenido de agua, combinarlos adecuadamente y comer correctamente la fruta, y si con sólo eso basta. Pues, sí. ¡Sí, basta! Lo más maravilloso de todo es que *es* así de simple. La antidieta no es para nada restrictiva; uno conoce los principios y se adhiere a ellos lo mejor que puede, sin miedo de «equivocarse». *No hay* equivocación posible. Simplemente, haces todo lo que puedes y cuando puedes. Mientras hagas algo que está bien, obtendrás alguna recompensa. Tienes todo el resto de tu vida; no te pongas bajo presión. Si los principios te parecen sensatos y estás dispuesto a probarlos, ya está bien. Te hemos dado unos instrumentos para que los uses cuando quieras; eso depende de ti. Como el maestro tallista que puede ir a cualquier parte del mundo y practicar su oficio si tiene consigo sus buriles, **TÚ PUEDES USAR LOS INSTRUMENTOS DE LA ANTIDIETA DONDEQUIERA QUE ESTÉS, SEA LO QUE FUERE LO QUE ESTÁS HACIENDO, Y EN CUALESQUIERAS CIRCUNSTANCIAS**. Se acabó la época de complicarte la vida. Nada de echar llave al refrigerador, tomar píldoras, contar calorías ni sobrevivir con porciones mínimas. Esto, en cambio, es una liberación.

Puedes comer, y comer bien, y disfrutar de tu comida. Ya no necesitas imponerte otra de esas penosas pruebas de quince días o un mes, tan frustrantes como contraproducentes y cuyos únicos resultados eran temporales. Ahora tienes un método realista y para toda la vida; literalmente, ¡puedes *vivir* con él!

Ahora que hemos terminado con los principios, quedan dos aspectos del consumo de alimentos que exigen atención a causa de su importante influencia sobre el éxito de los intentos de controlar el peso y estimular un buen estado energético. El primero de ellos es...

Capítulo 9

Las proteínas

Es probable que la pregunta que con más frecuencia se haga cuando se habla de dieta, salud y adelgazamiento sea:

—Pero ¿de dónde tomáis las proteínas?

En este país, el miedo a la muerte no es nada comparado con el miedo a no comer suficientes proteínas. El problema, sin embargo, no reside en la falta de proteínas sino en el exceso. Tener demasiada proteína en el cuerpo es tan peligroso como no tener suficiente.

Con palabras de Mike Benton, del American College of Health Science: «Quizá jamás haya habido tantas personas confundidas ante un tema del cual saben tan poco».

Bien sé yo hasta qué punto éste es un tema que genera confusión. Parecería que todo el mundo tuviese una opinión diferente respecto de la cantidad de proteínas que se ha de ingerir, y por qué. Lo que siempre me frustró era oír cómo un autorizado «experto» enunciaba de la manera más convincente lo que se debía saber sobre las proteínas. Y enseguida aparecía otro «experto» no menos autorizado y que, en forma tan convincente como el primero, ¡decía exactamente *lo contrario*! Creo que ésa es la situación en que se encuentra la mayoría de las personas. Los expertos discuten entre ellos y sepultan a sus oyentes bajo un alud de hechos, cifras, estadísticas y pruebas. El público termina sintiéndose como una pelota en un partido de tenis, y en todo esto sólo hay una cosa que es innegablemente cierta: que la gente está confundida.

Quizás en este preciso momento os estéis preguntando: ¿Y qué te hace diferente a todos estos «expertos»? Buena pregunta. Yo, ciertamente, la habría hecho. Bueno, pues, tal vez nada. Pero mi intención no es persuadiros de que aceptéis lo que yo sé que es verdad, ni tampoco reeducaros por completo ya, aquí y ahora. Daros una clara comprensión del problema de las proteínas es cosa que exigirá más de lo que yo estoy por deciros; es algo que pide experimentación y estudio también de parte vuestra. Mi intención es ayudaros a sentir la confianza de que podéis tomar una decisión inteligente *por vosotros mismos,* sin tener que depender de los expertos que siguen discutiendo entre ellos. Ya contáis con los elementos necesarios para hacerlo, y sabéis cuáles son esos elementos: el sentido común, la lógica y el instinto. Yo apelaré a vuestra capacidad inherente de «saber» lo que hay que hacer. Tendréis amplia oportunidad de valeros de esos elementos hacia el final de este capítulo.

Hay una enorme cantidad de información que demuestra la relación entre el consumo de alimentos proteicos concentrados y las enfermedades cardíacas, la alta tensión sanguínea, el cáncer, la artritis, la osteoporosis, la gota, úlceras y multitud de otras enfermedades, documentada por T. C. Fry, Victoras Kulvinskas, Blanche Leonardo, Barbara Parham, John A. Scharffenberg, Orville Schell y Herbert M. Shelton, entre otros. Aquí, sin embargo, nos limitaremos a estudiar los efectos sobre el peso y el nivel energético.

Las proteínas son las sustancias alimenticias más complejas, y su asimilación y utilización de las más complicadas. El alimento que el cuerpo descompone con más facilidad es la fruta; en el otro extremo de la escala, el más difícil son las proteínas. Cuando se ingieren alimentos proteicos, exigen más energía que cualquier otro para completar el proceso digestivo. El tiempo promedio para que los alimentos (salvo la fruta) atraviesen en su totalidad el tracto gastrointestinal es de unas 25 a 30 horas. Cuando se come carne, ese tiempo se duplica *con creces.* Por consiguiente, es lógico que cuanta más proteína se come, menos energía queda disponible para otras funciones necesarias, como la eliminación de desechos tóxicos.

El tema de las proteínas, en su totalidad, ha sido tan desproporcionadamente exagerado que es dudoso que la gente se pueda sentir tranquila al respecto. Lo fundamental es que, simplemente, no necesitamos tanta proteína como nos han hecho creer.* Antes que nada, el cuerpo humano recicla el 70 por ciento de su residuo proteínico. ¡Ahí ya hay un 70 por ciento! En segundo lugar, el cuerpo humano sólo pierde aproximadamente 23 gramos de proteína por día, que se eliminan a través de las heces, la orina, el pelo, la descamación de la piel y la transpiración. Para reponer esa cantidad se necesitaría comer aproximadamente 680 gramos de proteínas *al mes.* La mayoría de las personas comen muchísimo más que eso, ya que ingieren proteínas en todas las comidas. Se ha calculado (con un margen de seguridad que hace que la cifra casi duplique la necesidad real) que se requieren 56 gramos de proteína diarios. Consumir más de lo que el cuerpo necesita impone al organismo la pesada carga de tratar de librarse de dicho exceso: una terrible pérdida de la preciosa energía que tan necesaria es para rebajar de peso. Un vaso de dos decilitros no puede contener más de dos decilitros de líquido. Si se le echa más, todo lo que supere su capacidad será pura pérdida. Algo similar sucede con nuestro cuerpo. Una vez que la exigencia diaria

* Arthur C. Guyton, *Guidance Textbook of Medical Physiology,* Filadelfia, Saunders Publishing Co., 1981. T. C. Fry, «Lesson 8, Proteins in the Diet», en *The Life Science Health System,* Austin, Texas, Life Science, 1983.

de 23 gramos está satisfecha, ya está. El problema es que el exceso de proteína no sólo lo priva a uno de energía, sino que también debe ser almacenado en el cuerpo como desecho tóxico, lo cual significa un aumento de peso hasta que el organismo puede disponer de la energía suficiente para librarse de él. Pero como al día siguiente tiene que enfrentarse con un nuevo excedente, la situación empeora.

De hecho, las proteínas no son ni más ni menos importantes que cualquier otro de los constituyentes de los alimentos; aunque nos hayan hecho creer que son las más importantes, simplemente no es así. Todos ellos desempeñan un papel decisivo para hacer que un alimento sea lo que es. Si te hicieran escoger entre el corazón y el cerebro, ¿a cuál renunciarías? Pues lo mismo sucede con la comida. Los constituyentes de los alimentos que integran una comida típica son siempre los mismos: hay vitaminas, minerales, carbohidratos, ácidos grasos, aminoácidos y muchos componentes más, a los que todavía es necesario aislar y dar nombre. ¡Y *todos* son importantes! A todos se los usa en conjunto, sinérgicamente. Aislar uno solo de ellos por considerarlo más importante que otros es no haber entendido las necesidades biológicas y fisiológicas del organismo.

Ninguna discusión de las proteínas sería completa si no se hiciera mención de la ingestión de carne, porque en general se la considera como la fuente ideal de proteínas. Una de las principales razones para ello es que la proteína animal se asemeja mucho más a la del cuerpo humano que las proteínas vegetales. Excelente argumento para comerse al prójimo, en realidad, pero creo que hasta los más entusiastas consumidores de carne encuentran repugnante esta idea.

Uno de los grupos de animales consumidos por sus proteínas es el ganado vacuno, a razón de unos 33 millones de cabezas por año en Estados Unidos. Es mucha carne. ¡Buena para fortalecerse! Ésa es la primera razón que habitualmente se da para fundamentar la necesidad de comer carne: «Necesitamos conservar nuestras fuerzas». Pues vamos a ver un poco esto. ¿Cuál diríais que es el animal más fuerte del planeta? Mucha gente diría el elefante, y yo estaría de acuerdo. En realidad, si tuvierais que pensar en los animales más fuertes del mundo, los que durante siglos fueron usados por su fortaleza y aguante, ¿cuáles serían? Los elefantes, los bueyes, los caballos y las mulas, los camellos, los búfalos. ¿Y qué comen? Hojas, hierbas y fruta. ¿Habéis visto alguna vez un gorila plateado? El gorila plateado se parece fisiológicamente al ser humano. Es increíblemente fuerte. Aunque tenga tres veces el tamaño de un hombre, ¡tiene treinta veces su fuerza! Un gorila plateado podría arrojar a un hombre de noventa kilos al otro lado de la calle, como si fuera un muñeco. ¿Y qué come el gorila? ¡Fruta y otros vegetales!* ¿Qué indica eso respecto de la necesidad de comer carne para tener fuerza? Por el momento, olvídate de todo lo que te han dicho y de las opiniones que has oído. *Tú*, ¿qué piensas? Nos comemos la carne del ciervo porque como proteína es casi perfecta, pero el ciervo, ¿qué comía para fabricar esa proteína? ¿Carne? ¡No! Granos y hierbas. Interesante, ¿no? ¿Cómo es posible? Por una parte, tenemos todos los datos científicos que muestran los beneficios de comer carne, y por otro lado está nuestro sentido común, que hace que ese punto de vista nos resulte difícil de tragar.

Esto nos trae al aspecto peor entendido de toda la cuestión de si se ha de comer carne. La gente que conoce bien la situación considera que éste es el aspecto más irónico del tema: la proteína no se forma en el cuerpo comiendo proteína. Sí, lo

---

* Dos reconocidas autoridades en las costumbres de los gorilas son John Aspinal, director de un refugio mundialmente famoso en Inglaterra, y Adrien de Schryver. Ambos han señalado que en su hábitat natural los gorilas son voraces comedores de fruta. En realidad, cuando hay abundancia de fruta, renuncian a cualquier otro tipo de comida hasta que ésta se acaba.

habéis leído correctamente. La proteína se forma a partir de los aminoácidos contenidos en los alimentos. El que la proteína se construya a partir de los alimentos proteicos depende de lo bien que sean utilizados los aminoácidos contenidos en esos alimentos. La idea de que se puede comer un trozo de ciervo (o de cerdo o de pollo) y que eso se convertirá en proteína en nuestro cuerpo es absurda. La proteína animal no es nada más que eso: proteína animal, no proteína humana. Si queremos entender el problema de las proteínas es menester que entendamos lo que son los aminoácidos.

El cuerpo no puede usar ni asimilar las proteínas en su estado natural, tal como se las come. Primero, la proteína debe ser digerida y descompuesta en los aminoácidos que la integran. Entonces, el cuerpo puede usar los aminoácidos para construir la proteína que necesita. El valor fundamental de un alimento proteico reside, pues, en su composición de aminoácidos; son los aminoácidos los componentes esenciales. Todo el material nutritivo se forma en el reino vegetal; los animales tienen el poder de apropiarse, pero nunca de formar o de crear, las fuentes de proteínas, es decir, los ocho aminoácidos esenciales. Las plantas son capaces de sintetizar los aminoácidos a partir del aire, la tierra y el agua, pero los animales, incluyendo los humanos, dependemos de la proteína de las plantas, ya sea en forma directa, comiéndonos la planta, o indirecta, comiendo un animal que se haya comido la planta. En la carne no hay aminoácidos «esenciales» que el animal no haya obtenido de las plantas, y que los humanos no podamos obtener también de las plantas. Por eso todos los animales fuertes tienen toda la proteína que necesitan. La obtienen a partir de la abundancia de aminoácidos que consumen comiendo plantas. Por eso, además, a no ser en situaciones de emergencia, los carnívoros generalmente no se comen a otros animales carnívoros: instintivamente, comen animales que se hayan alimentado de vegetales.

Hay 23 aminoácidos diferentes. *Todos* son esenciales, o si no, no existirían. Tal como están dadas las cosas, quince pueden ser producidos por el cuerpo, y ocho deben ser derivados de lo que comemos. Sólo a estos ocho se los llama esenciales. Si comemos regularmente frutas, verduras, nueces, semillas o brotes, estaremos recibiendo todos los aminoácidos necesarios para que el cuerpo construya la proteína que necesita, lo mismo que los otros mamíferos que al parecer se las arreglan sin comer carne. El hecho es que solamente esforzándonos mucho podríamos tener una deficiencia proteica. ¿Conocéis a alguien que la tenga? Pues yo tampoco.

Ahora bien, no dejemos que la cuestión de los aminoácidos nos confunda. Todo eso que se dice de que hay que comer todos los aminoácidos esenciales en una comida, o por lo menos en un día, son puras tonterías. Es indudable que éste es el punto más controvertible de este libro. Ya sé que la creencia de que los «ocho esenciales» son necesarios en cada comida ha constituido durante años el evangelio de la nutrición, pero cada vez abundan más las pruebas de que no es así. Algunos libros bien intencionados, como *Diet for a Small Planet*, al mismo tiempo que convencían a la gente de que comieran menos carne, han conseguido movilizar ansiedades exageradas respecto de la satisfacción de las exigencias de aminoácidos. Yo, personalmente, he tenido que calmar los miedos de centenares de personas que han acudido a mí temerosas de tener una deficiencia proteica tras haber reducido su consumo de carne y productos lácteos. Cuando trataban de aplicar las complicadas fórmulas que aparecen en el libro, se encontraban confundidas acerca de su consumo de proteínas. También he verificado personalmente, por mediación de las muchas personas a quienes he asesorado, que la aplicación de las teorías que exigen todos los aminoácidos en cada comida desemboca en problemas innecesarios de exceso de peso. ¡La gente termina por comer demasiados alimentos concentrados! (NOTA—. Frances Moore

Lappé, autor de *Diet for a Small Planet*, ha dicho: «Me excedí con la cuestión de la precisión. Intenté complacer a todos los médicos y especialistas en nutrición, para tener la seguridad de que el libro estaba más allá de cualquier reproche científico. Creo que hice que la gente estuviera demasiado pendiente de la combinación de proteínas... pero podéis estar tranquilos al respecto, porque de todas maneras la mayor parte de nosotros no tenemos que preocuparnos por las proteínas».*)

El sentido común me lleva a preguntar por qué los humanos seríamos la única especie animal que tiene la cosa tan complicada cuando se trata de obtener los componentes necesarios de las proteínas. Ningún animal en la naturaleza necesita combinar diferentes alimentos para conseguir todos los aminoácidos esenciales. Y yo sostengo que la razón de que esto sea tan complicado para los humanos es que somos los únicos animales con capacidad de razonar, y que nos hemos vuelto las cosas mucho más complicadas de lo que realmente son.

El solo hecho de que una creencia se haya mantenido durante largo tiempo no hace que sea verdad. Por ejemplo, en 1914 Robert Bárány ganó el premio Nobel de Fisiología y Medicina por su teoría que relaciona el funcionamiento del oído interno con los mecanismos de equilibrio del cuerpo. En diciembre de 1983 una prueba realizada a bordo de un transbordador espacial demostró que la teoría era falsa. Por más que se la estuviera enseñando en todas las universidades del mundo, inmediatamente quedó desautorizada. El hecho de que hubiera sido enseñada durante casi tres cuartos de siglo no demostraba su verdad. Ahora había que revisar los textos. Aunque en la cuestión de las proteínas tengo poderosas fuentes que me respaldan, se ha de recordar que no se necesitó más que *una*

---

* Citado en *The Vegetarian Child*, por Joy Gross. Secaucus, Nueva Jersey, Lyle Stuart, Inc., 1983, págs. 55-56.

prueba para destruir la creencia, sostenida durante sesenta años, de que una simple prueba del oído interno, que había sido de rutina entre los otorrinolaringólogos (especialistas en garganta, nariz y oídos) podía determinar el grado de equilibrio físico de una persona. La información que aquí enunciamos hará que las teorías actuales referentes a los aminoácidos y a la forma en que los obtenemos pasen a la historia. El tiempo lo demostrará.*

Recordará el lector que ya hemos hablado de la infinita sabiduría del cuerpo, que sabe muy bien cómo asegurarse la producción de la proteína adecuada. ¿Cómo podría ser de otra manera? El cuerpo tiene un mecanismo notable que garantiza que algo de tanta importancia como las proteínas se vaya fabricando con regularidad y eficacia. Es su reserva de aminoácidos.

Provenientes de la digestión de los alimentos que integran la dieta, y del reciclaje de los residuos proteínicos, el cuerpo tiene todos los aminoácidos en circulación, tanto en el sistema sanguíneo como en el linfático. Cuando necesita aminoácidos, los obtiene de la sangre o de la linfa. Esta provisión disponible de aminoácidos continuamente en circulación es lo que se conoce como la reserva de aminoácidos, una especie de banco que permanece abierto las veinticuatro horas. El hígado y las células están continuamente haciendo ingresos y extracciones de aminoácidos, de acuerdo a la concentración de éstos en la sangre.

Cuando la cifra de aminoácidos es alta, el hígado los absorbe y los almacena para cuando sean necesarios. A medida que

* Arthur C. Guyton, *Physiology of the Body*, Filadelfia, W. B. Saunders, 1964. T. C. Fry, *The Life Science Health System*, Austin, Texas, College of Life Science, 1983. Viktoras Kulvinskas, *Survival into the 21st Century*, Wethersfield, Connecticut, Omangod Press, 1975.

su nivel en la sangre disminuye debido al gasto que hacen las células, el hígado va poniendo otra vez en circulación parte de los aminoácidos almacenados.

Las células también tienen la capacidad de almacenar aminoácidos. Si el contenido de éstos en la sangre desciende, o si algunas otras células necesitan determinados aminoácidos, las células pueden liberar en el torrente circulatorio los que tienen almacenados. Puesto que la mayoría de las células del cuerpo sintetizan más proteínas de las que son necesarias para mantener la vida de la célula, las células pueden reconvertir sus proteínas en aminoácidos y hacer ingresos en la reserva de aminoácidos, un hecho cuya comprensión es un factor decisivo para entender por qué las proteínas completas no son necesarias en la dieta.

Sé que la cosa suena un poco complicada, pero éste es el nivel más técnico que alcanzaré en todo este libro. La reserva de aminoácidos existe, y entender cómo funciona nos liberará del oneroso mito de las proteínas.

La existencia de la reserva de aminoácidos no es, en modo alguno, un descubrimiento nuevo. Gran parte de la información dietética de que hoy se dispone se basa en datos anticuados que no se han actualizado. Los nuevos conocimientos han invertido completamente la antigua teoría, que se basaba en estudios, realizados entre 1929 y 1950, que usaban aminoácidos purificados. Pero lo que comemos son alimentos, no aminoácidos purificados. Desde 1950, mis estudios y muchos otros* han demostrado que no es necesario comer proteínas completas en todas las comidas, ni siquiera todos los días. Un

---

* C. Paul Bianchi y Russel Hilf, *Protein Metabolism and Biological Function*, New Brunswick, Nueva Jersey, Rutgers University Press, 1970. Henry Brown, M.D., *Protein Nutrition*, Springfield, Illinois, Charles C. Thomas Publishers, 1974. H. N. Munro et al., *Mammalian Protein Metabolism*, Nueva York, Academic Press, 1970, pág. 4.

estudio realizado por E. S. Nasset, detallado en la *World Review of Nutrition and Dietetics*, expresaba que «el cuerpo puede fabricar cualquiera de los aminoácidos que falten en una comida determinada a partir de sus propias reservas, siempre que la dieta incluya una amplia variedad de alimentos».

Los libros de Arthur C. Guyton, que actualmente son textos universitarios de fisiología en Estados Unidos, ofrecen convincentes pruebas de la teoría de la reserva de aminoácidos. Ya en 1964, en su *Physiology of the Body*, Guyton se ocupaba de la reserva de aminoácidos y de la capacidad del cuerpo para reciclar los desechos proteicos.

T. C. Fry, decano del American College of Health Science, es otra autoridad en la materia. Fry dicta cursos en que enseña la teoría de la reserva de aminoácidos. Esta información, que ha estado disponible durante más de veinte años, comienza ahora a salir a luz. La razón principal para que sea cuestionada es que no encaja en el molde de lo que tradicionalmente se ha enseñado. Al parecer, generalmente una información nueva empieza por ser rechazada. Siempre habrá informaciones nuevas que se filtren desde el enorme cuerpo de conocimientos que yo suelo llamar la gran incógnita. Está muy bien someterla a escrutinio, pero condenarla sin investigación es una locura. Además de la verificación científica, esta información puede ser comprobada, simplemente, poniéndola en práctica. La gente que come de esta manera durante largas temporadas, e incluso durante *toda la vida*, **NO** tiene problemas con las proteínas. Muchos pueblos del planeta, entre ellos cerca de 700 millones de hindúes, comen muy pocos alimentos proteicos en comparación con las poblaciones occidentales, y sin embargo no tienen deficiencias proteicas ni, cosa nada sorprendente, problemas de peso.

Hay ocho aminoácidos que el cuerpo debe tomar de fuentes externas, y aunque todas las frutas y verduras contienen la mayor parte de los ocho, hay muchas que contienen *todos* los

aminoácidos que el cuerpo no produce: las zanahorias, los plátanos, las coles de Bruselas, coles y coliflores, el maíz, los pepinos, berenjenas, guisantes, patatas, calabacines, batatas y tomates, lo mismo que todas las nueces, las semillas de girasol y
sésamo, los cacahuetes y las judías.

Quizás al lector le interese saber que el contenido de aminoácidos utilizables que se halla en las plantas excede en mucho al de los alimentos cárnicos. Debo de dar la impresión de
que me propongo haceros a todos vegetarianos, pero no es ésa
mi intención, por más que, con palabras de Albert Einstein:
«En mi opinión, por su efecto puramente físico sobre el temperamento humano, la manera vegetariana de vivir ejercería una
influencia sumamente benéfica sobre la suerte de la humani-
dad». Como probablemente hayáis adivinado, yo soy vegetaria-
no. Hace tiempo que aprendí que es mucho más fácil acercarse
a las plantas, pero no quiero convertir al vegetarianismo a nadie a quien la cosa no le interese. Se puede comer algo de
carne sin daño para la salud. Conozco algunos vegetarianos
que se creen que, simplemente porque no comen carne, tienen
carta blanca para comer cualquier otra cosa que se les ocurra,
y como consecuencia, son mucho menos sanos que otras personas que conozco, que comen carne, pero racionalmente.

Lo que deberíamos preguntarnos es si los seres humanos
están diseñados y pensados para comer carne, y lo que señalan
todas las pruebas de que se dispone es que no hay justifica-
ción, desde el punto de vista nutritivo, fisiológico ni psicológi-
co, para que los humanos comamos carne. ¿Sorprendente? Pues
a continuación lo explico.

Atendamos primero a los aspectos nutritivos de los alimentos cárnicos. Tal como señalamos antes, el requisito primordial
de un alimento es, sin lugar a dudas, su valor de combustible, en
cuanto se relaciona con la energía para uso corporal. Los alimentos cárnicos no hacen *ningún* aporte de combustible, de energía.
El combustible proviene de los carbohidratos, y la carne, virtual-

mente, *no* los contiene. En otras palabras, **NO TIENE VALOR DE COMBUSTIBLE**. Las grasas pueden proporcionar energía, pero deben pasar por un proceso digestivo más largo y menos eficaz, y sólo pueden ser convertidas en combustible cuando **SE HAN AGOTADO LAS RESERVAS DE CARBOHIDRATOS DEL CUERPO**. Es menester entender que la grasa que se encuentra en el cuerpo no proviene en su totalidad de la que se ingiere en la dieta. Cuando se consume un exceso de carbohidratos, el cuerpo lo convierte en grasa y lo acumula. De esta manera, el cuerpo puede almacenar y usar las grasas aunque no haya gran cantidad de ellas en la dieta. Los depósitos de grasa pueden ser considerados como una especie de banco de carbohidratos, donde los ingresos y las extracciones se efectúan a medida que son necesarios. Así, la grasa utilizable depende, en última instancia, de la ingesta de carbohidratos.

Otra consideración es la fibra. En todas las especialidades sanitarias se está recalcando la importancia de la fibra en la dieta. Entre otras cosas, la fibra ayuda a evitar el estreñimiento y las hemorroides, y la carne no tiene virtualmente ningún contenido fibroso.

Fijémonos ahora en los aminoácidos que se encuentran en los alimentos cárnicos. Una cadena de aminoácidos puede contener entre 51 y 200.000 moléculas de aminoácidos. Cuando se ingieren proteínas cárnicas, la cadena tiene que ser descompuesta para volver a organizarla como proteína *humana*. Los aminoácidos son un tanto delicados; el calor de la cocción coagula o destruye a muchos de ellos, de modo que ya no son utilizables para el cuerpo.* Esos aminoácidos inaprovechables

---

* A. Okitani et al., «Heat Induced Changes in Free Amino Acids on Manufactured Heated Pulps and Pastes from Tomatoes», *The Journal of Food Science* 48, 1983, págs. 1.366-1.367. E. J. Bigwood, *Protein and Amino Acid Functions,* Nueva York, Pergamon Press, 1972. C. E. Bodwell, *Evaluation of Proteins for Humans,* Westport, Connecticut, The Air Publishing Co., 1977. T. C. Fry, op. cit.

se vuelven tóxicos, se suman al peso corporal, aumentan el esfuerzo del cuerpo y agotan la energía. Habría que comer la carne cruda, tal como los animales carnívoros y omnívoros, para aprovechar la potencialidad de sus aminoácidos. Excepto algunos platos japoneses de moda en Estados Unidos, como el *shushi* que tiene sus propios inconvenientes,* la gente no come precisamente la carne cruda. Además, la carne es muy alta en grasas saturadas, es decir, no las que se pueden convertir en energía, sino las que causan ataques cardíacos. Es decir que desde el punto de vista de la nutrición, y pese a toda la propaganda que se le haga, hay muy poco que decir en favor de la carne.

Veamos ahora los aspectos fisiológicos del consumo de carne. Los dientes de un animal carnívoro son largos, afilados y agudos... todos los dientes. Nosotros tenemos molares para triturar. La mandíbula de un carnívoro se mueve solamente de arriba abajo, para desgarrar y morder. La nuestra tiene un movimiento lateral para triturar. La saliva de los carnívoros es ácida, en función de la digestión de proteínas animales, y carece de ptialina, una sustancia química que digiere los almidones; la nuestra es alcalina y contiene ptialina para digerir los almidones. El estómago de un carnívoro es un simple saco redondo que segrega diez veces más ácido clorhídrico que el de un no carnívoro. Nuestro estómago es de forma oblonga, de estructura complicada y se continúa en un duodeno. Los intestinos de un carnívoro tienen tres veces la longitud del tronco, y están preparados para una rápida expulsión de los alimentos, que se pudren rápidamente. Los nuestros miden doce veces la

---

* El *sushi* es siempre una mala combinación —carne con arroz, una proteína con un almidón—, y es frecuente que se culpe al pescado crudo de la aparición de parásitos intestinales en los seres humanos. Además, el pescado crudo es un depósito de contaminantes industriales provenientes del agua.

longitud del tronco, y están preparados para conservar dentro los alimentos hasta que de ellos hayan sido extraídos todos los principios nutritivos. El hígado de un carnívoro es capaz de eliminar entre diez y quince veces más ácido úrico que el de un animal que no lo sea. El hígado del hombre tiene la capacidad de eliminar sólo una reducida cantidad de ácido úrico. Éste es una sustancia tóxica sumamente peligrosa, capaz de causar grandes perturbaciones en el cuerpo, y que se libera en grandes cantidades como consecuencia del consumo de carne. A diferencia de los carnívoros, y de la mayor parte de los omnívoros, los seres humanos *no* tenemos uricasa, la enzima capaz de descomponer el ácido úrico. Un carnívoro no suda por la piel, y no tiene poros; nosotros sí. La orina de los carnívoros es ácida, la nuestra alcalina. Ellos tienen la lengua áspera, nosotros no. Nuestras manos están perfectamente adaptadas para coger fruta de los árboles, no para desgarrar las entrañas de un animal como las garras de un carnívoro.

No hay ni una sola característica anatómica del ser humano que indique que estemos equipados para desgarrar y arrancar la carne para alimentarnos.

Y finalmente, en cuanto seres humanos, no estamos ni siquiera psicológicamente preparados para comer carne. ¿Alguna vez os habéis paseado por una densa zona boscosa, llenándoos los pulmones de aire fresco mientras escuchabais cantar a los pájaros? Quizás haya sido después de una lluvia, y todo estaba fresco y limpio. El sol se filtraba por entre los árboles, y arrancaba destellos a la hierba y las flores húmedas. Y tal vez hubo un momento en que una ardilla se os cruzó fugazmente en el camino. ¿Cuál fue *vuestra primera reacción instintiva* al verla, antes de haber tenido siquiera tiempo de pensar? ¿Saltar sobre ella para atraparla, desgarrarla con los dientes y engullirla con sangre, tripas, piel, huesos y todo? ¿Y después relameros los labios con deleite, dando gracias al cielo por haber pasado por allí en ese preciso instante y haber tenido la oportunidad de disfrutar de un bocado tan delicioso? *O más bien,* tan pronto ver al suave y minúsculo animalito, ¿no dijisteis o pensasteis que era un animalito más bien gracioso? Muchas veces pienso cuántos más vegetarianos habría si cuando la gente quisiera comerse un bistec tuviera que salir a matar un ciervo indefenso, trocearlo y abrirse paso entre la sangre y las vísceras para cortarse el trozo que desea.

Los niños son la verdadera prueba. Poned un niño pequeño en un parque de juegos, con una manzana y un conejito. Si el niño se come el conejo y se pone a jugar con la manzana, pedidme lo que queráis.

Entonces, *¿por qué* come carne la gente? Hay dos razones muy simples: la primera, el hábito y el condicionamiento; si se gastaran regularmente miles de millones de dólares en convencer a la gente de que si se cortaran los pies nadie se los pisaría, es probable que algunos llegaran a ver las ventajas de hacerlo así; la segunda, que a algunas personas les gusta la carne, simplemente. Y está muy bien, siempre que la gente no se convenza de que come carne por razones de salud, ya que el único efecto que la carne tiene sobre la salud es deteriorarla. La digestión de la carne exige una enorme cantidad de energía, lo que hace que el empeño de rebajar de peso se convierta en algo mucho más difícil.

A quien quiera seguir comiendo carne, me gustaría ofrecerle tres simples consejos sobre cómo reducir al mínimo sus efectos negativos:

1) Que sea de buena fuente. Algunas sustancias que se administran a los animales destinados a la matanza son peligrosas, y entre ellas se cuentan la penicilina, la tetraciclina, bolitas de residuos cloacales descontaminados con cesio-137, desechos nucleares radiactivos, agentes engordantes, y multitud de otras sustancias y antibióticos que «mejoran» el animal para la venta. Eso, por no

hablar del tratamiento químico que reciben algunas carnes a las que rutinariamente se sumerge en un compuesto químico para disminuir el hedor de la putrefacción y darle un color rojo en vez del tono grisáceo de pescado viejo... o del polvo de cemento. Sí, ¡eso mismo! La *Nutrition Health Review* informó en 1981 que algunos ganaderos administraban a los bueyes destinados a la venta centenares de libras de polvo de cemento para que pesaran más. Al enterarse de esto, un grupo de consumidores se quejaron a la autoridad correspondiente y solicitaron que ésta pusiera término a la práctica. La respuesta, tras haberlo investigado, fue que puesto que no se ha comprobado que a los seres humanos les haga daño ingerir un poco de polvo de cemento, la práctica podía continuar mientras tal cosa no se demostrara. ¿Os imagináis, intentando rebajar de peso al mismo tiempo que estáis comiendo polvo de cemento? A mí no me gusta la idea. Hay lugares que garantizan que la carne y los pollos que venden son animales criados con pastos naturales y que no han recibido absolutamente *ningún* aditivo químico. Vale la pena que el lector busque estas fuentes, y que si su carnicero no tiene ese tipo de carne, la pida.

2) Que intente no comer carne más de una vez por día. Si se consume más de una vez, la enorme cantidad de energía necesaria para digerirla no dejará energía suficiente para otras importantes funciones corporales, como la eliminación. La única comida con carne debe hacerse a una hora tardía, de acuerdo con la Escala energética que aparece en la página 203. Y algunos días, es preferible no comer nada de carne. Que el lector no se preocupe: al día siguiente se despertará. Y probablemente, con más marcha que el día anterior.

3) **QUE LA CONSUMA EN LA COMBINACIÓN ADE-
CUADA**. En ocasiones, comeréis alimentos que no estarán adecuadamente combinados, pero procurad que
eso no suceda cuando una de las cosas que estáis comiendo es carne. Bien combinada, la carne ya impone
bastante esfuerzo al organismo; mejor es no complicar
las cosas.

Quizás algún lector deportista esté pensando que él necesita más proteínas, porque es una persona activa. He aquí un
interesante comentario del Departamento de Alimentos y Nutrición de la American Medical Association, publicado en un
número de 1978 del *Journal* de la Asociación: «Para los atletas
que siguen una dieta bien equilibrada no tiene utilidad alguna
(...) la ingestión de suplementos proteicos. Los atletas necesitan la misma cantidad de proteínas que quienes no lo son. Las
proteínas no aumentan las fuerzas. Es más, con frecuencia se
requiere mayor energía para digerir y metabolizar el exceso de
proteínas, que además en los atletas puede provocar deshidratación, pérdida del apetito y diarreas».*
Si se tiene previsto un aumento de actividad física, sólo
es necesario incrementar la ingesta de carbohidratos para
asegurarse más combustible. En cuanto a su eficacia como
combustibles, las proteínas son desastrosas, y tampoco contribuyen directa ni eficientemente a la actividad muscular.
Las proteínas no producen energía, *¡la consumen!* Un león,
que come exclusivamente carne, duerme veinte horas por
día. Un orangután, que come exclusivamente plantas, duerme seis. El *Journal of the American Medical Association* expresaba también, en 1961, que «una dieta vegetariana puede

---

* Cyborski, Cathy Kapica, «Protein Supplements and Body Building Pro-
grams», *Journal of the American Medical Association*, 240, 1978, pág. 481.

prevenir entre el 90 y el 97 por ciento de las enfermedades cardíacas».*

Es menester tener en cuenta un último punto: la vitamina B_{12}. Se supone que si uno no come carne, terminará por tener una deficiencia de esta vitamina. ¡Tonterías! ¿De dónde la sacan los animales cuya carne comemos? La vitamina B_{12} se encuentra en muy pequeñas cantidades en las plantas, pero la forma en que el organismo se la asegura es, principalmente, *a partir de la que se produce en el cuerpo*. El estómago segrega una sustancia, llamada «factor intrínseco», que transporta la vitamina B_{12} creada por la flora intestinal. La cuestión de la vitamina B_{12} es sólo una parte del mito de las proteínas. **¿DE DÓNDE SACA LA VITAMINA B_{12} EL GANADO QUE NOS PROPORCIONA CARNE Y LECHE?** Se supone que sin carne y sin productos lácteos nos moriríamos. Si no hubiera ninguna otra fuente, aparte del sentido común, que nos demostrara la falsedad de tal afirmación, ya podríamos considerarla exagerada; pero hay fuentes, y numerosas, algunas de las cuales citamos.** Nuestra necesidad real de vitamina B_{12} es tan reducida que se la mide en microgramos (millonésimas de gramo) o nanogramos (mil millonésimas de gramo). Un miligramo de vitamina B_{12} puede durarnos más de dos años, y la gente sana tiene, generalmente, provisión para cinco años. Pero hay una dificultad: la putrefacción obstaculiza la secreción del «factor intrínseco» en el estó-

---

* «Diet and Stress in Vascular Disease», *Journal of the American Medical Association*, 176, 1961, pág. 134.

** T. C. Fry, «Lesson 32, Why We Should Not Eat Meat», en *The Life Science Health System*, Austin, Texas, Life Science, 1984. Paavo Airola, «Meat for B_{12}?», *Nutrition Health Review*, verano de 1983, pág. 13. Robin A. Hur, *Food Reform-Our Desperate Need*, Herr-Heidelberg, 1975. Viktoras Kulvinskas, op. cit. R. P. Spencer, *The Intestinal Tract*, Springfield, Illinois, Charles Thomas Publ., 1960. D. K. Benerjee y J. B. Chatterjea, «Vitamin B_{12} Content of Some Articles of Indian Diet and Effect of Cooking on It», *British Journal of Nutrition* 94, 1968, pág. 289.

mago y retarda la producción de vitamina B_{12}, ¡de manera que quienes comen carne tienen más probabilidades de sufrir una deficiencia de esta vitamina que los vegetarianos! Este hecho se conoce desde hace algún tiempo, y en parte fue analizado en un informe, titulado «Las vitaminas del complejo B», que se publicó en el *Anuario* de 1959 del Departamento de Agricultura de Estados Unidos. ¡Y la propaganda afirma precisamente lo opuesto!

Tal vez alguien esté preguntándose si los huevos funcionan mejor que la carne en cuanto fuentes de proteínas. En realidad, lo que hemos de buscar no son proteínas de alta calidad; lo que necesitamos para *producir* las proteínas que debemos tener son aminoácidos de alta calidad. A menos que los huevos se coman crudos, los aminoácidos se coagulan con el calor y, por consiguiente, se pierden. Y aunque se los coma crudos, los huevos provienen de gallinas a las cuales se les da arsénico para curarles los parásitos y estimular la producción de huevos, y nosotros ingerimos parte de ese virulento veneno. Además, los huevos contienen mucho azufre, que impone un pesado esfuerzo al hígado y a los riñones. El bello cuerpo humano no necesita para sobrevivir de nada que sea maloliente, y los huevos lo son. Prueba a romper uno en el patio, un día caluroso, y déjalo estar durante unas ocho horas, y después aspira profundamente los efluvios. Pues no hay gran diferencia entre eso y poner los huevos en el cuerpo, a 37 grados, durante ocho horas. El movimiento intestinal que siga al consumo de huevos seguramente lo revelará. Os ruego que me perdonéis, pero los hechos hay que reconocerlos.

La tremenda necesidad de proteínas recibió un rudo golpe por obra de la Sociedad Internacional para la Investigación de la Nutrición y la Estadística Vital, compuesta por cuatrocientos doctores en medicina, bioquímica, nutrición y ciencias naturales. En un seminario que se realizó en Los Ángeles en 1980 entré en contacto con un informe que expresa que nuestros cálculos clásicos de exigencias proteicas necesitan una revisión general. La carne, el pescado y los huevos son suplementos de una dieta básica, pero no es necesario consumir diariamente estos alimentos.* ¿Os imagináis lo convincentes que tienen que ser las pruebas para que ese grupo haga una declaración semejante?

El doctor Carl Lumholtz, un científico noruego, realizó amplios estudios sobre la antropofagia (canibalismo), e indicó que algunas tribus aborígenes de Australia no querían comer la carne de los caucásicos porque era salada y les daba náuseas. Pero a los asiáticos y a los miembros de otras tribus los consideraban buenos bocados, porque se alimentaban principalmente de verduras.**

Para mantener la vida y hacerla más vital, lo mejor es que en nuestra dieta predominen los alimentos que están *llenos de vida*. Y de paso, la palabra *vegetal* proviene del latín *vegetare*, que significa **VIVIFICAR**...

* Esta organización se llama ahora *The International Society for Research on Civilization and Environment*, y su dirección es 61 Rue Bouillot, BTE 11, B-1.060, Bruselas, Bélgica.
** George M. Gould y Walter L. Pyle, *Anomalies and Curiosities of Medicine*, Nueva York, The Julian Press, 1956, pág. 407, Copyright original 1896.

Capítulo 10
Los productos lácteos

Que comer productos lácteos sea aconsejable es algo tan discutible como el hábito de comer carne. En mi opinión, consolidada después de quince años de estudio, no hay nada, aparte de los alimentos cárnicos, que pueda echar a pique un plan sensato y *saludable* para rebajar de peso con más rapidez que el consumo de productos lácteos. También en este punto estoy empeñado en hacer añicos un sistema de creencias. Ya sé lo difícil que será para algunas personas estar de acuerdo conmigo. Es probable que en algún momento alguien haya seguido un régimen *exclusivo* de carne y productos lácteos, y haya perdido peso. ¡Yo tuve esa experiencia! Recuerdo haber comido en una época nada más que huevos, carne y queso durante un mes. Perdí más de once kilos, pero os diré una cosa: me sentía horrible, y un mes después de haber vuelto a una dieta «normal» ya los había recuperado. Si pude rebajar de peso fue porque siempre que se suprime de la dieta un grupo completo de alimentos, o dos, el cuerpo perderá peso, simplemente porque su esfuerzo digestivo se ve aliviado. Pero, como las cosas que estaba comiendo eran de bajo contenido acuoso, yo no me sentía bien, el régimen me aburría increíblemente y tenía un aliento que parecía la emanación de una depuradora de aguas servidas que estuviera descompuesta. Además, indudablemente no estaba dispuesto a seguir comiendo nada más que huevos, carne y queso durante el resto de mi vida.

En Estados Unidos se consumen más productos lácteos que en todo el resto del mundo. En una encuesta realizada por el *Grocers' Journal of California* en septiembre de 1982 se comprobó que «los productos lácteos son los que tienen el mayor índice de consumo entre todas las categorías de alimentos. Sólo el 6 por ciento de los norteamericanos dicen que no consumen leche en ninguna de sus formas».

Si los productos lácteos son un alimento tan bueno, y los norteamericanos los consumimos más que todo el resto del mundo, entonces lo razonable sería esperar que tuviéramos también el más alto nivel sanitario. En realidad, según el informe de Richard O. Keeler, director de programas del President's Council on Physical Fitness, aparecido en *Los Angeles Times* en abril de 1981, el obrero norteamericano ocupa el primer lugar en el mundo en cuanto a enfermedades degenerativas.

Como sucede con las proteínas, hay una cantidad de información colosal que vincula el consumo de productos lácteos con las enfermedades cardíacas, el cáncer, la artritis, migrañas, alergias, infecciones de oídos, fiebre del heno, asma, dolencias respiratorias y multitud de otros problemas, tal como lo documentan entre otros Hannah Alien, Alec Burton, Viktoras Kulvinskas, F. M. Pottenger, Herbert M. Shelton y N. W. Walker. Para lo que aquí nos interesa, sólo haremos mención de los productos lácteos en cuanto afectan a la energía y a la pérdida de peso.

El lector puede estar absolutamente seguro de una cosa: en Estados Unidos, la leche es el alimento políticamente más contaminado. De acuerdo con *Los Angeles Times*, la industria lechera recibe subsidios (lo cual significa que la financian los contribuyentes) por valor de casi ¡tres mil millones de dólares por año! Eso significa 342.000 dólares *por hora* para comprar, por un valor de millones de dólares, productos lácteos que con toda probabilidad jamás serán consumidos, sino que permanecen almacenados y en muchos casos pudriéndose. La cuenta de almacenamiento por el excedente que jamás se llegará a usar es de cuarenta y siete millones de dólares anuales. La demanda de productos lácteos ha disminuido sustancialmente, a medida que se pone más de manifiesto que no son alimentos perfectos, como una vez se los consideró.

Pero la producción es continua. Podéis estar seguros de que gran parte de la publicidad que se refiere a los beneficios que los lácteos representan para la salud está comercialmente motivada. En marzo de 1984 *Los Angeles Times* informaba que el Departamento de Agricultura había decidido lanzar una campaña publicitaria dc 140 millones de dólares «para promover el consumo de leche y ayudar a reducir el excedente de miles de millones de dólares». Aunque la *verdadera* razón de la campaña publicitaria es la reducción del excedente, los anuncios intentan convencer al público de que compre leche por sus múltiples supuestos beneficios para la salud.

Discutir los pros y los contras del consumo de productos lácteos resultaría fútil, de modo que una vez más el lector tendrá que confiar en su propio sentido común para tomar una decisión.

Vayamos directamente al grano. Os formularé una pregunta que quisiera ver respondida a partir del más estricto sentido común. Si las vacas no beben leche de vaca, ¿por qué lo hacen los humanos? Repito: ¿Por qué los humanos están bebiendo leche de vaca? Si a una vaca adulta le ofrecieran leche, la olfatearía y diría: «No, gracias, tengo la hierba». Preguntémonos si es posible que el Creador haya dispuesto las cosas de tal manera que la *única* especie sobre la Tierra que bebe leche de vaca seamos los seres humanos. Quizás el lector esté pensando: «Pero ¿de qué habla éste, si los terneros beben leche de vaca?» *Exactamente.* La leche de vaca fue pensada y se fabrica con un propósito y sólo uno: para alimentar a los ejemplares jóvenes de la especie. Ningún animal bebe ni quiere beber leche una vez que lo han destetado. Claro que no estoy hablando de los animales domesticados, cuyas inclinaciones naturales han sido pervertidas. Durante la fase inicial de la vida, la práctica invariable de *todos los mamíferos* es tomar la leche de su madre, pero una vez destetados, durante el resto de su vida se mantienen con otros alimentos. La naturaleza impone que los mamíferos seamos destetados a temprana edad. Los hombres, por otra parte, enseñamos que después de que la madre ha terminado con su función de nodriza, debe asumirla la vaca. En otras palabras: sobre la Tierra hay *un* mamífero, el hombre, que nunca, jamás, llega a ser destetado. *¿Por qué?* Naturalmente, es difícil plantearse objetivamente el problema, dada toda esa abundancia de información contradictoria, pero pregúntese el lector si en alguna medida no ofende a su lógica y su sentido común la idea de que a los seres humanos jamás haya que destetarnos.

¿Habéis visto alguna vez a una cebra mamando de una jirafa? ¿No? ¿Y a un perro de una yegua? ¿Tampoco? Bueno, pues, ¿habéis visto a un ser humano mamando de una vaca? Los tres ejemplos son igualmente ridículos. Pero sí habéis visto seres humanos mamando de vacas, porque si alguna vez visteis cómo alguien se bebía un vaso de leche o se comía cualquier clase de producto lácteo, lo que habéis visto es *eso*. El solo hecho de que alguien haya ordeñado la vaca y un sistema de distribución se la haga llegar al consumidor en un vaso no significa que esa persona no esté mamando de la vaca. Claro que no nos parece nada raro ver que alguien se beba un vaso de leche, pero ¿cómo reaccionaríamos si paseando por el campo viéramos que en una zona de pastoreo hay un señor o una señora, bien vestido, de rodillas mamando de una vaca? ¿Irías *tú*, sorteando los montones de estiércol, a buscar la vaca para tomar la leche directamente de la ubre? ¿No? Pero dejas que alguien la ordeñe y te la sirvan en un vaso, ¿verdad? Claro que estoy exagerando, pero si parece raro es sólo porque la lógica, los instintos y el sentido común de la gente le impedirían que bebiese leche si no se la sirvieran de esa manera.

Hay una cosa respecto de la cual los hechos son claros, y es que la composición química de la leche de vaca es diferente de la de la leche humana. Si tus vísceras pudieran hablar, después de que hubieras ingerido un producto lácteo te preguntarían: «¿Qué anda haciendo este hombre con las vacas?»

Las enzimas necesarias para descomponer y digerir la leche son la renina y la lactasa, que en la mayoría de los seres humanos ya han desaparecido a los tres años. En todo tipo de leche hay una sustancia que se llama caseína, pero en la leche de vaca hay trescientas veces más caseína que en la leche humana, para que puedan formarse huesos mucho más grandes. En el estómago, la caseína se coagula, formando grandes copos densos y difíciles de digerir, adaptados al aparato digestivo de la vaca, que tiene cuatro estómagos. Una vez dentro del organismo humano, esa densa masa viscosa impone al cuerpo un tremendo esfuerzo para liberarse de ella. Dicho de otra manera: que para digerirla se ha de gastar una enorme cantidad de energía. Lamentablemente, esa sustancia viscosa se endurece en parte, y se adhiere al revestimiento del intestino, impidiendo que el cuerpo pueda absorber otras sustancias nutritivas. Resultado: letargo. Además, los subproductos de la digestión de la leche dejan en el cuerpo gran cantidad de mucus tóxico, muy acidificante, que se almacena parcialmente en el cuerpo en espera del momento en que éste pueda eliminarlo. La próxima vez que estés por quitar el polvo de tu casa, úntalo todo con alguna pasta y ya verás qué fácil es pasar el plumero. Pues lo mismo hacen los productos lácteos dentro de tu cuerpo. Y eso se traduce en aumento de peso, no en pérdida de peso. La caseína, dicho sea de paso, es la base de uno de los adhesivos más fuertes que se usan en carpintería.

El doctor Norman W. Walker, el especialista en salud a quien antes hicimos referencia, y que tiene 116 años, ha estudiado el tema durante más de medio siglo y se considera un experto en el sistema glandular. Para él, un importante factor que contribuye a la aparición de problemas tiroideos es la caseína. Y el hecho de que los productos lácteos lleguen al consumidor muy procesados y tengan siempre vestigios de penicilina y antibióticos los convierte en una carga aún más pesada para el organismo.

Mucha gente es alérgica a los antibióticos, y a nadie se le ocurre decir que se han de tomar fármacos *cuando uno está bien.* Se debería procurar ingerir tan pocos medicamentos como sea posible. El cuerpo se ve obligado a gastar energía para descomponerlos y deshacerse de ellos. En el *New England Journal of Medicine,* los doctores Holmberg, Osterholm y otros expresaron que «la difundida práctica de administrar antibióticos al ganado para acelerar su crecimiento genera bacterias potencialmente letales que pueden afectar a los seres humanos. Diecisiete personas enfermaron y una de ellas murió porque a un rebaño de ganado de Dakota del Sur se le administraron antibióticos».* En un editorial aparecido en el mismo número, el doctor Stuart Levy, director de la publicación, decía: «Sin duda ha llegado el momento de que nos dejemos de andar jugando con los antibióticos. Aunque su uso como aditivos en la alimentación desempeñó un importante papel, en el pasado, al favorecer la producción de ganado en pie, hoy por hoy las consecuencias de esta práctica son demasiado evidentes para pasarlas por alto».** En el editorial

* Holmberg, Osterholm, et al., «Drug Resistant Salmonella from Animals Fed Antimicrobials», *New England Journal of Medicine* 311, 1984, pág. 617.
** Stuart Levy, «Playing Antibiotic Pool», *New England Journal of Medicine* 311, 1984, pág. 663.

se señalaba que «en los años cincuenta se usaban miles de libras de antibióticos, que hoy son millones». ¡Ahí está el peligro!

La dificultad más grave que se deriva del consumo de lácteos es la formación de mucus en el organismo, que al tapizar las membranas mucosas, las obliga a cumplir muy lentamente su función, con el consiguiente desperdicio de energía vital. Es una situación que debe ser rectificada y evitada. La dificultad para rebajar de peso se duplica, e incluso se triplica, cuando el sistema está sobrecargado de mucosidades.

¿No habéis hablado nunca con una de esas personas que cada diez palabras más o menos hacen una especie de ruido gutural, intentando librarse de la mucosidad que se les amontona en el fondo de la nariz? Pues, la próxima vez que estéis con alguien así, preguntadle con qué frecuencia consume productos lácteos. La probabilidad de que os responda «nunca» o «rara vez» es muy remota.

Una de las autoridades que más abiertamente cuestionan el punto de vista tradicional en lo referente a los lácteos es el doctor William A. Ellis, cirujano y osteópata jubilado, sumamente respetado en la comunidad científica y que ha investigado durante 42 años todo lo que tiene que ver con el consumo de leche y con los problemas que con él se relacionan. La vinculación que él demuestra entre los productos lácteos y las afecciones cardíacas, artritis, alergias y migrañas es impresionante. Ellis señala también otros dos puntos importantes. Primero, dice que «hay pruebas abrumadoras de que la leche y los productos lácteos son un importante factor en la obesidad». Segundo, expresa: «Durante mis cuarenta y dos años de práctica, he hecho a mis pacientes más de veinticinco mil análisis de sangre, que, en mi opinión, demuestran de manera concluyente que los adultos que consumen productos lácteos no tienen tan buena absorción de las sustancias nutritivas como quienes no lo hacen. Naturalmente, esta mala absorción significa, a su vez, fatiga crónica».*

Pues bien, todos estos problemas existen incluso si los productos lácteos se consumen en las combinaciones correctas. Puesto que cualquier producto lácteo es un alimento concentrado, con él no se ha de consumir ningún otro que también lo sea. Sin embargo, la leche se toma habitualmente con una comida, o con un trozo de pastel o pastas, o acompañando gachas de avena, con todo lo cual se están violando los principios de la adecuada combinación de alimentos. El queso se come habitualmente con galletitas, o en un sándwich, o con fruta: más violaciones de los principios de combinación adecuada. Si se los toma solos, los productos lácteos ya son bastante engorrosos para el cuerpo, pero si se los combina mal son catastróficos. Y esta afirmación incluye al yogur. *¿Qué?* «Pero ¡si el yogur es un alimento sano!» Qué va. Está hecho de leche de vaca, y la leche de vaca es para los bebés de la vaca. Las bacterias benéficas que supuestamente estás ingiriendo al comer yogur son algo que tu cuerpo ya produce, en la cantidad que él sabe que necesita. Toda esa historia de que hay pueblos cuyos habitantes viven 130 años gracias a que comen yogur es un invento. Lo que contribuye a que sean longevos es la vida al aire libre, el trabajo físico, el agua pura y los alimentos no contaminados que ellos mismos cultivan. Además, el yogur que comen es fresco y no tiene el grado de fermentación del producto comercial.

Si piensas seguir comiendo lácteos, por lo menos combínalos bien para que sean lo menos dañinos posible. La leche se ha de beber absolutamente sola. No hay en el planeta alimento que forme más mucosidades, y no combina bien con nada. Si te gusta el queso, rállalo grueso y agrégalo a una ensalada (sin

---

* Samuel Biser, «The Truth About Milk», *The Healthview Newsletter*, 14, Charlottesville, Virginia, primavera de 1978, págs. 1-5.

croûtons) o derrítelo y échalo sobre un plato de verduras. No comas quesos amarillos, porque el color se lo dan con anilinas. Quizá me esté leyendo algún fanático de la *pizza*, a punto de hacer pedazos el libro. Si de vez en cuando quieres comer *pizza*, perfecto. Por lo menos, sé consciente del daño potencial que causa y no abuses de ella. Si un día comes *pizza*, que el día siguiente sea de limpieza. Haz lo que sea mejor para tu organismo. Y si quieres algún queso fuerte, no lo comas después de una comida italiana muy condimentada; sírvetelo de cuando en cuando, con el estómago vacío, para que el organismo tenga por lo menos alguna probabilidad de defenderse.

Lo mismo con el yogur. No lo comas con fruta, porque fermentará y se te echará a perder en el estómago. Tómalo solo, con el estómago vacío, o úsalo como aderezo, mezclándolo con una ensalada.

Hay gente que insiste en que los lácteos son necesarios, por el calcio. Nos han hecho creer que la leche es una importante fuente de calcio, y que si no bebemos leche se nos cacrán los dientes o se nos desintegrarán los huesos. Para empezar, el calcio que hay en la leche de vaca es mucho más basto que el contenido en la leche humana, y está asociado con la caseína, lo cual impide que el organismo pueda absorberlo. Además, la mayoría de los bebedores de leche y comedores de queso consumen productos pasteurizados, homogeneizados o sometidos a alguna otra forma de procesamiento, que degrada el calcio y lo hace sumamente difícil de utilizar. E incluso si se consumieran los productos crudos, es tal el potencial dañino de la leche que no compensa ningún bien posible. ¿Acaso comerías hojas de tabaco por su alto contenido en aminoácidos? El cuerpo humano tiene una capacidad de adaptación notable, pero la leche de vaca, simplemente, no ha sido pensada para el hombre.*

* Herbert M. Shelton. *The Hygienic Care of Children*, Bridgeport, Connecti-

El hecho es que todas las verduras de hoja verde contienen calcio. Todas las nueces (crudas) contienen calcio. Y las semillas de sésamo crudas contienen más calcio que ningún otro alimento que haya sobre la tierra. También la mayoría de las frutas lo contienen. Si diariamente comes fruta y verdura y algunas nueces crudas, aunque sea ocasionalmente, no puedes tener una deficiencia de calcio. Las mejores fuentes de calcio son las semillas de sésamo crudas, todas las nueces crudas, las algas (iziki, kelp, dulse), todas las verduras de hoja y los frutos concentrados, como los higos, dátiles y ciruelas pasas. Y si todavía la cosa te preocupa, espolvorea de cuando en cuando algunas semillas de sésamo crudas, molidas, en las ensaladas o las verduras, y no podrás tener una deficiencia de calcio por más que te empeñes. Indudablemente, para aprovisionarnos de calcio no dependemos de nuestros amigos los bovinos. La vaca, ¿de dónde obtiene el calcio? *¡De los granos y la hierba!* Y seguro que no beben leche ni comen queso para asegurárselo.

Es importante entender el papel que desempeña el calcio en el organismo humano. Una de sus funciones principales es neutralizar la acidez en el sistema. Mucha gente que cree tener una deficiencia de calcio sigue una dieta sumamente acidificante, de manera que la neutralización de esta acidez está constantemente usurpando el calcio del cuerpo. Su dieta les suministra el calcio necesario, pero lo están consumiendo continuamente. **TODOS LOS PRODUCTOS LÁCTEOS, EXCEPTO LA MANTEQUILLA, SON SUMAMENTE ACIDIFICANTES.** La mantequilla es una grasa, y por consiguiente, es neutra. Como la grasa retarda la digestión de las

cut, Natural Hygiene Press, 1970. N. W. Walker, *Diet and Salad Suggestions,* Phoenix, Arizona, Norwalk Press, 1971. Hannah Alien, «Lesson 33, Why We Should Not Eat Animal Products in Any Form», en *The Life Science Health System,* *Austin,* Texas, Life Science, 1984.

proteínas, es mejor *no* comer mantequilla con ninguna proteína. En cambio, se la *puede* comer con carbohidratos. Lo irónico es que la gente consume productos lácteos para asegurarse el calcio, y el calcio que ya existe en su organismo se consume para neutralizar los efectos de los productos lácteos que van comiendo. La idea no debe ser recargar el cuerpo de calcio, sino más bien alterar los hábitos alimentarios de manera tal que se forme menos ácido en el sistema. De esa manera, el calcio será aprovechado en todo su potencial.

Cuando empieces a reducir el consumo de lácteos es probable que observes que se te cae un poco el pelo o que se te ponen las uñas quebradizas. No hay que confundir estos cambios con otros similares que se producen en muy raros casos de deficiencia proteica. Si estás preocupado, consulta a tu médico. Tu cuerpo está adaptándose de la absorción del calcio más basto que encontraba en los productos lácteos a la de las formas de calcio más refinadas, características de las nueces *crudas,* las semillas, frutas y verduras.

El cuerpo reemplazará las uñas y el pelo de la misma forma que va reemplazando la piel que se descama. Es difícil advertirlo, pero la piel está continuamente desprendiéndose, y va siendo reemplazada por tejidos más sanos. De la misma manera, el cuerpo reemplazará el cabello perdido por otro más brillante, y las uñas débiles con otras más fuertes y resistentes.

Las nueces crudas son especialmente útiles si observas cualquier cambio en las uñas o el pelo. Incorpóralas al programa en combinación con verduras crudas. Media taza de nueces crudas por día es suficiente para una persona como promedio. Si cuando reduzcas el consumo de lácteos empiezas inmediatamente a tomar nueces y semillas crudas dos o tres veces por semana, lo más probable es que las uñas y el pelo se te pongan más fuertes y más brillantes que nunca.

Mi experiencia de los últimos quince años me ha permitido comprobar que muchos problemas alérgicos y respiratorios,

especialmente el asma, pueden estar directamente relaciona-
dos con el consumo de lácteos. Personalmente, he asistido a
más de dos docenas de personas para que pudieran eliminar
de su vida el asma, y sé de muchas más que contaron con la
colaboración de otros profesionales de la higiene natural. En
todos los casos, los individuos eran consumidores de productos lácteos. Mis observaciones han sido similares a las registra-
das por Beth Snodgrass y el doctor Herbert Shelton. Lo mismo
es válido para los niños con infecciones del oído, algo tan común que de hecho se lo considera como una parte normal de
la infancia. Pues yo apostaría a que a cualquier niño que alguna
vez haya tenido una infección en el oído estaban alimentándo-
lo con productos lácteos o con productos de venta en farmacias para preparar biberones; es raro que los niños no sometidos a este tipo de alimentación tengan infecciones del oído. Y
sé de muchos que jamás las han tenido, porque sus padres tu-
vieron la prudencia de no acostumbrarlos a este tipo de «no
alimentación».

Sé que habréis oído que los expertos dicen que los productos lácteos son una parte importante de una dieta sana. Y *hay*
expertos que dicen lo contrario. Si no queréis terminar levan-
tando las manos al cielo, de disgusto o frustración, lo mejor
será que toméis una decisión basándoos en vuestros propios
recursos. ¿Os parece *sensato* que los seres humanos consuma-
mos leche de vaca? Ésa es la respuesta a la cuestión de si debéis o no comer productos lácteos. Porque, sea cual fuere la
forma en que los consumáis, y por más sabrosos que sean, si
coméis productos lácteos, en última instancia estáis mamando
de la vaca. Eso, *a vosotros*, ¿os parece sensato o no?

Hay un elemento que es común a todos los programas para
rebajar peso. Sin él, estáis jugando contra vosotros mismos.
Ese ingrediente esencial es, por supuesto...

Capítulo 11

El ejercicio

Ningún problema pensado para mantener o mejorar la salud dará resultados sin ejercicio, y la antidieta no es, ciertamente, la excepción. Para garantizarte los beneficios que te mereces por el esfuerzo que pondrás en seguirlo, incorpora al programa, todos los días, alguna forma de ejercicio aeróbico. Para que los ciclos corporales funcionen con eficiencia, es fundamental que los principios de bien comer que hemos presentado se integren con un programa de ejercicios bien equilibrado. No es necesario que los ejercicios te lleven al agotamiento, con lo que sólo conseguirías dilapidar energía, pero todos los días debes ocuparte de ejercitar el corazón. Ejercicios aeróbicos son los que estimulan los sistemas circulatorio y respiratorio, una condición ineludible para que la sangre bien oxigenada llegue a todo el cuerpo, una condición ineludible para que éste funcione con eficiencia. El corazón es un músculo y, lo mismo que cualquier otro músculo, si no lo usas se atrofia. Se trata, pues, de hacer todos los días algo que te haga jadear y sudar. Aunque, en realidad, los caballos sudan, los hombres transpiran y las mujeres se ponen radiantes. De manera, amigos míos, que se trata de salir afuera a transpirar y poneros radiantes. **ESTE PROGRAMA NO DARÁ LOS MISMOS RESULTA-**

DOS SIN EJERCICIO. Los beneficios que hemos ensalzado en los capítulos anteriores se verán gravemente mermados si privamos al cuerpo de la ejercitación que necesita.

Hay múltiples actividades aeróbicas entre las cuales podéis escoger: la natación, el tenis, saltar a la cuerda, andar en bicicleta, el *jogging*, la marcha rápida, y también tomar clases de gimnasia aeróbica. También podéis practicar algunos estiramientos y, si os gusta, levantar pesas, pero lo indispensable es la parte aeróbica.

Actualmente hay mucha gente que opta por tener algún tipo de equipo para ejercitación aeróbica que pueda usar en su casa. Por precios razonables se pueden conseguir bicicletas fijas, máquinas para remar, minitrampolines y muchos otros aparatos, excelentes para ser usados en casa, que actualmente son de fabricación común. Si vuestro tiempo es precioso (¿y el de quién no lo es?) y no siempre podéis disponer del rato para ir al gimnasio, pensad en la posibilidad de tener alguno de estos aparatos que os permitirán ejercitaros en casa, cuando tengáis tiempo.

El minitrampolín es una manera estupenda de asegurarse una completa ejercitación física cotidiana. Su precio es razonable, y podéis usarlo para saltar tan pronto como os levantáis por la mañana, sin necesidad de atuendo especial ni de salir de casa siquiera. Es una forma de entrenamiento que usan desde hace años los astronautas y los deportistas... y tú lo puedes practicar en tu propia casa, con toda comodidad (o, mejor aún, al aire libre en tu propio jardín... o balcón). Saltar en el minitrampolín es un excelente ejercicio aeróbico, del cual se puede disfrutar a cualquier edad, sin los riesgos para la estructura ósea que supone la práctica del *jogging* sobre una superficie dura, ni los problemas lumbares que pueden acarrear ciertos ejercicios calisténicos. Fortalece y tonifica todas las estructuras, porque actúa oponiéndose a la fuerza de la gravedad.

Hay un mínimo de ejercicio aeróbico que se ha de realizar diariamente: es una caminata rápida de veinte minutos, verdaderamente un mínimo. Más sería mejor, pero si haces por lo menos veinte minutos de marcha rápida, con eso será suficiente para facilitar el funcionamiento de este programa. El momento ideal para hacer este ejercicio, o cualquier otro, es por la mañana temprano, cuando el aire está más fresco y el cuerpo más descansado. Hacer ejercicio por la mañana temprano trae beneficios físicos porque es la hora en la cual el cuerpo puede utilizar mejor esa actividad, pero provoca también grandes beneficios psicológicos. Creo que cualquiera a quien le interese rebajar de peso o, en general, mantener o mejorar su bienestar sabe, en el fondo, la importancia que tiene el ejercicio. Lamentablemente, para algunos es demasiado fácil encontrar justificaciones para no hacerlo. Saber que uno *debe* hacer ejercicio con regularidad pero no hacerlo puede provocar sentimientos negativos hacia uno mismo, y eso es un gasto de energía. Lo es porque durante todo el día, cada vez que uno piensa en hacer ejercicio, y no lo ha hecho todavía, se dice: «Bueno, todavía no he podido hacerlo y probablemente más tarde tampoco podré, así que lo haré mañana». Entretanto, no puede dejar de sentirse culpable. Sin embargo, si empezamos la mañana haciendo ejercicio, cada vez que pensemos en ellos durante el día será con una sensación de «pues, ¡ya lo he hecho!», que le da a uno un sentimiento muy positivo hacia sí mismo, que impregna todos los demás aspectos de la vida. Una vez que te acostumbres a ejercitarte todas la mañanas, llegarás al momento en que no te sientas bien contigo mismo si un día dejas de hacerlo.

En mi propio caso, yo tenía la típica resistencia de los gordos a hacer ejercicio, de manera que tuve que imponérmelo como una norma: hacerlo todas las mañanas. Había días que me despertaba pensando «Bueno, he sido tan cumplidor que bien me merezco un día de descanso», o «Vaya, si hasta algunos profesionales dicen que de vez en cuando hay que tomarse un día libre». Pero durante todo el tiempo que mi antiguo yo, el gordito, estaba diciéndome esas cosas, tratando de mantenerme atado al pasado, yo iba poniéndome la ropa de gimnasia y preparándome para salir. Todavía mientras me subía a la bicicleta para mi habitual recorrido de 15 kilómetros, una parte de mí seguía intentando disuadirme de que lo hiciera. Pero el yo nuevo, el yo al que le gustaba estar delgado y que quería seguir estándolo, terminó por ganar, y ahora espero con placer mis paseos matinales. Los auténticos beneficios empezaron a hacérseme patentes un mes después de haber empezado. Cuando empecé a hacer ejercicio con regularidad, mi pulso en reposo era de 72 latidos por minuto. ¡Un mes más tarde estaba en 54! En un mes había reforzado y mejorado la función cardíaca en 18 latidos por minuto, más de 15.000 latidos menos por día, lo cual significa millones menos por año. Si de lo que hablamos es de longevidad, aliviar la carga del corazón en varios millones de latidos por año no puede dejar de alargar la vida. Lo interesante es que el ejercicio no sólo llega a ser un placer para uno, sino que le proporciona enormes beneficios.

Estoy seguro, sin el más remoto asomo de duda, de que el haber agregado un programa regular de ejercicios a una mejor forma de comer es un importante factor que contribuye a que pueda mantener el peso en la cifra que me he propuesto. **QUE MIS LECTORES NO COMETAN EL ERROR DE OMITIR EL EJERCICIO FÍSICO DE SU VIDA DIARIA, YA QUE EL ÉXITO DE ESTE PROGRAMA DEPENDE DE ÉL.**

Son realmente pocas las personas que no puedan por lo menos hacer sus veinte minutos de marcha rápida. Así como los principios de una alimentación correcta deben quedar incorporados al nuevo estilo de vida, también se le ha de asignar un papel importante al ejercicio.

Y ya que hablamos de un nuevo estilo de vida, vale la pena prestar atención a otros dos puntos importantes: el aire fresco y el sol. No son muchas las personas que se dan cuenta de hasta qué punto nuestro cuerpo se nutre del aire que respiramos.

El aire fresco y limpio es una fuerza vital valiosísima, lo mismo que la luz del sol, que es la fuente de toda vida que haya sobre el planeta. Si nos hacemos el firme propósito de disfrutar con tanta frecuencia como nos sea posible de estos dos elementos tan importantes para la salud, perderemos peso con mayor rapidez.

Una caminata por los bosques o la playa, un paseo a pie por el campo, harán maravillas por nuestro bienestar físico y mejorarán nuestra perspectiva emocional y espiritual. Además, es importantísimo mantener una ventana abierta mientras dormimos; aunque necesitemos agregar una manta para no tener frío, los beneficios del aire fresco durante el sueño son inapreciables. El cuerpo puede cumplir con más eficacia los ciclos de asimilación y de eliminación si se le da aire fresco mientras trabaja, en vez de obligarlo a respirar el aire cargado de las toxinas que acaba de eliminar.

Actualmente circulan informaciones erróneas que hacen que a muchos de los que trabajamos en el campo de la salud se nos pongan los pelos de punta. Me refiero al *increíble concepto erróneo* que considera que el Sol es peligroso. **EL SOL ES LA FUENTE DE TODA VIDA QUE PUEDA HABER SOBRE EL PLANETA: HE AQUÍ UNA VERDAD QUE JAMÁS SE DEBE OLVIDAR.** Sin el Sol no hay vida tal como la conocemos. Con ayuda de la luz solar creamos valiosas sustancias nutritivas. El Sol actúa también contribuyendo a la desintoxicación y a la pérdida de peso, puesto que abre los poros y permite que las toxinas sean expulsadas por la piel. Claro que *cualquier cosa* de la cual se abuse puede ser peligrosa. Si metes la cabeza debajo del agua y no la sacas, te ahogarás. ¿Significa eso que no debemos usar agua? Evidentemente, en el agua hay un peligro potencial, pero eso no quiere decir que debamos evitarla. También en el Sol hay un peligro potencial. Demasiado sol puede quemarnos, de la misma manera que demasiada agua puede ahogarnos. Pero no estamos hablando de abusos.

NO EVITES EL SOL; SÁCALE PROVECHO. Las lociones y pantallas solares no son recomendables. Es mucho mejor ir alcanzando lentamente nuestra propia tolerancia al sol que usar aceites, pantallas o lociones que impiden la absorción de los rayos infrarrojos y ultravioletas, y además, inhiben la acción de las glándulas secretoras de grasas. Lo importante es recordar que lo que obtenemos del Sol no es un simple tono bronceado, sino una revitalización de todo el organismo que no se limita a la piel. Si te pones aceites o lociones, evita los que contengan sustancias químicas. Si puedes, pásate una media hora al sol todos los días, o con toda la frecuencia posible, preferiblemente de mañana. Es absolutamente esencial si deseas tener ese resplandor dorado que es parte de tu nuevo estilo de vida, de salud y energía.

Es indudable que el ejercicio físico, el aire fresco y el sol desempeñan un papel importantísimo en nuestro bienestar. Pero tenemos a nuestra disposición otro recurso excepcional que puede significar una espectacular mejoría para todos los aspectos de nuestra salud. Es algo que todos *poseemos ya*, y sólo es necesario que empecemos a usarlo para obtener sus múltiples beneficios. Es un fenómeno que se deriva de la fe en que...

Capítulo 12

Somos aquello que creemos ser

Puede parecer que no tenemos ningún control consciente del estado de nuestro cuerpo, porque generalmente nos enseñan que hay muy poca relación entre nuestros pensamientos y nuestro cuerpo físico. Independientemente de que sea o no éste el caso, es cierto que no viene mal tener una visión positiva de nosotros mismos. Personalmente, creo —y hay quienes comparten mi creencia— que efectivamente con nuestros pensamientos podemos ayudar al cuerpo en su búsqueda de la salud. En su conocidísimo libro *Anatomy of an Illness* (Anatomía de una enfermedad), el doctor Norman Cousins atribuyó su recuperación, en buena medida, a la actitud positiva con que consideró su situación. *Beyond the Relaxation Response* (Más allá de la respuesta de relajación), del doctor Herbert Benson, director de medicina conductista en el Beth Israel Hospital de Boston y profesor de cardiología en Harvard, presenta sólidas razones para admitir que la mente tiene el poder de cambiar físicamente el cuerpo.

Hablé ya de la incalculable sabiduría y de la precisión impecable del organismo humano, y señalé también el importantísimo papel que tienen nuestras creencias sobre nuestra vida. Si realmente crees que puedes hacer algo, **PUEDES**.

Cada célula del cuerpo bulle de vida y tiene su propia inteligencia. Cada una es como un soldado incorporado a filas, que espera instrucciones. Constantemente estamos enviando a nuestras células mensajes y órdenes que son diligentemente puestas en práctica. Lo que quiero decir es que podemos indicar conscientemente a nuestras células que hagan lo que nosotros queremos. El cuerpo producirá cualquier resultado que desee la mente consciente. La mente está continuamente evaluando las condiciones del cuerpo y formándose imágenes que corresponden a lo que ella cree que es verdad. Podemos, literalmente, cambiar nuestro cuerpo si cambiamos nuestra manera de pensar en él, incluso en contraposición con datos o pruebas que la desmientan.

Constantemente estamos disparando sobre nosotros mismos un fuego cruzado de sugerencias referentes a nuestro peso y a nuestra salud. Esas sugerencias pueden ser positivas o negativas, hacernos mal o hacernos bien. Tenemos a nuestra disposición los medios para ayudar al cuerpo a que rebaje de peso, y para mejorar nuestra salud, pero para *estar* sanos, ¡tenemos que empezar por creer que *somos* sanos! Para rebajar de peso, empieza por creer que *puedes* conseguirlo, y lo *conseguirás*. Tus células están en espera de tus instrucciones.

Por ejemplo, si te miras en el espejo y te dices «Dios, qué gordo estoy», estás enviando, mentalmente, mensajes que automáticamente afectan a tu cuerpo precisamente de esa manera. La estructura celular que te mantiene excedido de peso recibe ese mensaje como una orden. Estar repitiéndote que tienes las piernas gordas o deformes no sirve más que para darles instrucciones de que sigan así. Pero lo que es simplemente maravilloso es que tus células obedecerán automáticamente la *última* instrucción que les des, de manera que por más que durante años hayas tenido una imagen negativa de ti mismo, y por más mensajes negativos que te hayas enviado, *en este mismo momento* puedes invertir esa tendencia. Si a causa del hábito dices algo negativo referente a ti mismo, limítate a reconocer que lo has hecho, pero no lo refuerces; en cambio, remédialo simplemente con una sugerencia positiva. Si acabas de decirte: «Dios, qué barriga floja», contrarresta inmediatamente esas palabras con una expresión más positiva y útil, recordándote que has rebajado de cintura o que, simplemente, estás perdiendo peso. Estas sugerencias positivas, que contrapesarán las negativas, se reflejarán en tu cuerpo. Así, de hecho, ¡estás *dando permiso* a tu cuerpo para que adelgace! Es un recurso que funciona, y que puedes usar con tanta frecuencia como quieras.

Mejorar tu dieta empleando los principios señalados, hacer ejercicio todos los días para ofrecer a tus células sangre bien oxigenada, y enviarte un caudal de sugerencias positivas que refuercen el éxito que estás buscando equivale a formar una combinación ganadora verdaderamente imbatible.

Los pensadores más grandes que ha conocido el mundo, desde Da Vinci a Einstein pasando por Groucho Marx, han coincidido siempre en que, cuando se trata de entender cualquier tema, lo que sabemos no es más que una parte infinitesimal de lo que nos falta saber. Expresiones como «cuanto más aprendemos, más nos falta aprender», o «cuando más sabemos, mejor nos damos cuenta de lo mucho que no sabemos» indican que el inmenso cuerpo de conocimientos que configura la gran incógnita estará siempre trayendo a la luz nueva información. La enormidad de lo que todavía nos falta aprender sobre el cuerpo humano y su funcionamiento es insondable.

Es probable que a algunas personas sus creencias les impidan aceptar que pueden influir conscientemente sobre la forma de su cuerpo. Pero para cualquiera que intente rebajar de peso y mejorar su salud es fundamental emplear todos los recursos disponibles que puedan serle de alguna utilidad. Desde el punto de vista del sentido común, ¿no parece que sea útil enviarnos a nosotros mismos una corriente continua de sugerencias positivas?

Repitamos una vez más que este recurso, lo mismo que todos los otros que se ofrecen en este libro, es una idea para que los lectores la investiguen. Ponlo a prueba para ver si en tu caso funciona. Sospecho que te vas a llevar una agradable sorpresa.

Y ahora que hemos pasado revista a todos los principios, ha llegado el momento de responder a...

Capítulo 13

Las preguntas que nos hacen con más frecuencia

Probablemente los lectores tengan algunas preguntas que les gustaría ver respondidas. El propósito de este capítulo es responder a algunas de las cuestiones que con más frecuencia nos formulan respecto a la antidieta.

P. *¿Qué lugar ocupan el té y el café en el marco de esta manera de comer?*

R. El hecho de que en Estados Unidos menos del 9 por ciento de la población no beba ni café ni té indica claramente hasta qué punto está difundido este hábito. Aproximadamente la mitad de la población estadounidense toma dos o tres tazas diarias de estas bebidas, y un cuarto más de la población llega a tomar seis o más tazas por día. Eso significa que anualmente se consumen más de 200.000 millones de dosis de cafeína, que es una droga. La mayoría de las personas no consideran que la taza de café que se toman a la mañana, o el té que beben por la tarde sea una droga. Sin embargo, la cafeína crea hábito, provoca síntomas de carencia cuando se abandona su uso y causa dependencia, tanto física como psicológica. Y tiene todas las condiciones para ser una droga. La cafeína es un estimulante del sistema nervioso central, similar a la cocaína, y se la ha relacionado con multitud de enfermedades, entre ellas las taquicardias, cambios en el diámetro de los vasos sanguíneos, irregularidad en la circulación coronaria, elevada presión sanguínea, defectos de nacimiento, diabetes, fallos renales, úlceras gástricas, cáncer de páncreas, zumbidos en los oídos, temblores musculares, inquietud, perturbaciones del sueño, e irritaciones gastrointestinales. El café altera también el nivel de azúcar en la sangre, en cuanto la cafeína impulsa al páncreas a segregar insulina.

A quien me pregunte si es mejor el té o el café descafeinado, le preguntaré a mi vez si prefiere romperse una pierna o un brazo. El descafeinado es un proceso que por lo general emplea solventes químicos sumamente cáusticos, que impregnan los granos que ingerimos luego. *Una* taza de café o de té necesita 24 horas para pasar por los riñones y el tracto urinario; más de una taza en 24 horas impone a estos órganos una carga sumamente pesada. Si el lector es una de esas personas que se beben siete u ocho tazas de té o café por día, ya puede ir pensando seriamente en comprarse su propio aparato de diálisis. Indudablemente, el café descafeinado con agua o con métodos no químicos es mejor que el que ha pasado por un tratamiento químico, pero eso no significa licencia para beberlo. Descafeinado o no, sigue formando ácidos en el sistema, y ahí está el problema.

Si se consume con comida, el café obliga a los alimentos a salir prematuramente del estómago; además, disminuye la movilidad de los intestinos. Alimentos sin digerir en un sistema intestinal que funciona con lentitud son una importante causa de estreñimiento. Los efectos cáusticos del café son los que hace que los intestinos, en algunas personas, eliminen rápidamente los alimentos. El café requiere 24 horas para ser procesado y eliminado por los riñones.

En todo este libro hemos insistido en la gran importancia

de evitar, en la dieta, los alimentos que pueden formar ácidos. El cuerpo humano tiene un equilibrio pH que refleja el grado de acidez o alcalinidad. Los niveles de pH pueden estar entre 0 y 14; 0 es totalmente ácido, 14 totalmente alcalino, y 7 neutro. La sangre es ligeramente alcalina, con un pH de 7,35 a 7,40. Si la sangre de una persona llegase aunque más no fuera al nivel neutro de 7,0, esa persona estaría en gran peligro. El margen entre 7,35 y 7,40 es pequeño, de manera que se necesita muy poco para destruir el equilibrio de la sangre. El café y el té se convierten en ácido en el cuerpo. Cuanto más ácido haya en la sangre, más agua retendrá el cuerpo en su intento de neutralizarlo, y la retención de agua supone aumento de peso.

Nada de esto tiene la intención de conseguir que nadie renuncie, por miedo, al café ni al té; lo que queremos es más bien ayudar a que cada uno tenga más conciencia del efecto que tienen estas sustancias sobre la salud, y en qué medida ayudan o no a rebajar de peso.

Algunas personas pueden renunciar inmediatamente a estas bebidas; otras necesitarán «destetarse» lentamente de ellas. Hay quienes desde hace años no beben más que una taza a la mañana y no quieren renunciar a hacerlo.* Pues bien, de una taza de café por día no dependerá el éxito ni el fracaso del programa. Es evidente que lo mejor es que no haya café ni té en la dieta, pero si podéis al menos reducirlo, pues hacedlo. Cuanto mejor os sintáis, mejor querréis sentiros, y naturalmente haréis lo necesario, a medida que vayáis progresando, para producir esa sensación de bienestar. Digamos de paso que quien alguna vez quiera beber algo caliente que no sea café ni

---

* Si lo único que quieres es beber algo caliente a la mañana, prueba con agua caliente y zumo de limón, una bebida que satisface y tiene la ventaja de que el limón, a diferencia de otras frutas, no contiene azúcar, de modo que no fermentará en el agua caliente.

té, puede recurrir a las infusiones de hierbas, que tienen un grato aroma, saben bien y, en la mayoría de los casos, están naturalmente libres de cafeína.

Lo más importante es mantener una dirección. Tened presente que vuestro objetivo es un cuerpo esbelto y sano, y dirigíos siempre hacia él. Estáis en un viaje; procurad que sea un placer y no un castigo. Se puede atravesar un continente a una velocidad desaforada y sin ver nada de lo que el paisaje geográfico y humano puede ofrecer, o recorrerlo con calma, tomándose el tiempo necesario para disfrutar de él. Tomaos tiempo y tened la seguridad de que llegaréis a destino convertidos en personas más felices y más sanas gracias al esfuerzo que os habéis dedicado a vosotros mismos.

P. *¿Y qué hay de las gaseosas?*
R. En Estados Unidos se consumen anualmente más de doscientos millones de bebidas gaseosas. El doctor Clive McCay, de Cornell University, demostró que las gaseosas son capaces de erosionar completamente el esmalte de los dientes, dejándolos tan blandos como unas gachas en el término de dos días (como se describe en *The Poisoned Needle* [La aguja envenenada], de Eleanor McBean). Aquí, el ingrediente culpable es una horrenda sustancia llamada ácido fosfórico. Estas bebidas contienen también ácido málico, ácido carbónico y ácido erythórbico, entre otras cosas. El ácido málico y el ácido cítrico que se encuentran naturalmente en frutas y verduras son de naturaleza tal que en el organismo se vuelven alcalinos. Los que se encuentran en las bebidas gaseosas siguen siendo ácidos, porque están fraccionados y generalmente se los extrae mediante calor. Con leer la etiqueta de una de estas bebidas puede ser suficiente para que a uno se le altere el pH. En estas bebidas se encuentran además otros ingredientes dañinos, sin hablar del azúcar blanca refinada, en una proporción de cinco cucharaditas de té por cada cuatro litros más o menos. La úni-

ca diferencia entre las gaseosas comunes y las dietéticas es que en estas últimas se usa un sustituto del azúcar, tan pernicioso que en Estados Unidos cada envase debe llevar una advertencia en la etiqueta, lo mismo que los cigarrillos. Además, la mayor parte de ellas incorporan nuestra vieja conocida, la cafeína. Algunos de los aditivos que llevan son derivados del alquitrán, otro cancerígeno. Cuando las bebidas gaseosas se toman con la comida, provocan fermentaciones en lugar de favorecer la digestión. Aparte de engañar al cuerpo con la excusa de que saben bien, no hay ningún otro beneficio en las gaseosas.

Es criminal que administremos rutinariamente a nuestros hijos brebajes tan letales. Sólo la cafeína debería ser razón suficiente para no dárselos a los niños. Es interesante que la mayor parte de los padres, que no permiten que sus hijos beban café, toleran que beban gaseosas cafeinadas. Quizás el lector se pregunte por qué se les añade cafeína a estas bebidas. Según el doctor Royal Lee, de la Foundation for Nutritional Research, «las colas vienen con un componente de cafeína, que forma hábito, para que una vez acostumbrada al estimulante, la víctima no pueda pasarse sin él. No hay más que una razón para poner cafeína en una bebida gaseosa, y es asegurarse de que cree hábito».

También aquí, tener clara la dirección es de primordial importancia. Quien puede cortar con este conglomerado, inútil desde el punto de vista nutritivo, de ácidos y sustancias cancerígenas, que lo haga. En el mercado hay muchas aguas carbonatadas que, aun sin ser lo ideal (por su alto contenido en sal y minerales inorgánicos) son mucho mejores que las bebidas gaseosas.

P. *Un poco de chocolate de vez en cuando, ¿es muy malo?*
R. *Un poco* de casi cualquier cosa de vez en cuando no es tan malo. En el chocolate hay, sin embargo, un par de ingredientes que no hacen ningún aporte positivo a la salud. El primero —y

esto quizás empiece a sonar ya como una cruzada— es la teobromina, una sustancia que se relaciona con la cafeína. De acuerdo con el doctor Bruce Ames, de la Universidad de California en Berkeley, la teobromina potencia en las células humanas ciertos cancerígenos que afectan al ADN, y causa también atrofia testicular. El otro ingrediente puede realmente hacer naufragar cualquier programa de pérdida de peso: azúcar blanca refinada. En el proceso de refinación se despoja el azúcar de cualquier vestigio de vida y de sustancias nutritivas que contenga. La fibra, las vitaminas, los minerales, todo desaparece, sin dejar más que un residuo muerto y mortífero. El azúcar engorda porque no aporta más que calorías vacías y de baja calidad, y un exceso de carbohidratos que se convierten en grasa. Eso hace que uno coma en exceso, para obtener las sustancias nutritivas que necesita. Cuando se consumen alimentos con alto contenido de azúcar, el cuerpo debe recibir una alimentación adicional para estar bien nutrido, y eso tiende a aumentar de peso. La práctica que, más que ninguna otra cosa, ayudará a eliminar la avidez de dulces es el *correcto* consumo de fruta. El azúcar de la fruta no ha sido manipulado, y proporciona al cuerpo las sustancias que éste necesita. Además, con su aporte de fibra, satisface, en tanto que el azúcar refinada está libre de fibras, y uno puede seguir sintiendo sensación de vacío incluso después de haber comido mucho. El azúcar refinada, en cualquier forma que se la ingiera —en la comida, en golosinas o en líquidos— fermenta en el organismo y causa la formación de ácido acético, ácido carbónico y alcohol. El proceso de refinación del azúcar es la causa de que fermente en el cuerpo.

Es difícil hacer ver cómo cualquier tipo determinado de alimento afecta en forma adversa a un plan de alimentación. Fuera de contexto, todo esto tiende a parecer menos grave de lo que efectivamente puede ser, pero unido a otras influencias negativas, contribuye al colapso final del cuerpo. Imaginémonos un gran vitral. Si hubiéramos de arrojarle una piedrecita, no se rompería, pero arrojémosle cien mil piedrecitas, y el vitral se hará añicos. Cada influencia negativa que pesa sobre el cuerpo es como una piedrecita, y todas juntas pueden —y lo conseguirán— desbaratar la salud de tu cuerpo. Cuantas menos piedrecitas arrojes contra el vitral, menos probable será que se rompa. Cuantas menos influencias negativas tenga que superar el cuerpo, ya se trate de café, té, gaseosas, alcohol o dulces, menos probable será que siga estando excedido de peso. El simple hecho de *disminuir* ya es benéfico; es como arrojar menos piedrecitas.

P. *Me han dicho que un poco de vino con las comidas ayuda a la digestión; ¿es verdad?*
R. Sea quien fuere el responsable de esa tontería, seguramente es dueño de alguna bodega. El cuerpo no necesita ninguna ayuda para digerir, como no la necesita para parpadear ni para respirar. Todas esas son reacciones autónomas. La digestión, simplemente, se produce cuando la comida está en el estómago, y si algo hace el vino, es *retardarla*. De la misma manera que las reacciones motoras se vuelven más lentas bajo la influencia del alcohol, también la digestión se retarda.

El vino es una sustancia fermentada, y eso hace que cualquier alimento con el cual entre en contacto se eche a perder. Cualquier tipo de alcohol impone un gran esfuerzo a los riñones y al hígado. Si te gusta el vino, procura beberlo con el estómago vacío: necesitarás menos tiempo para «aflojarte» y no arruinarás tu comida. La moderación es la clave; recuerda que cuantas menos piedrecitas arrojes contra el vitral, mejor.

P. *Parecería que con este tipo de dieta no se necesita ningún suplemento vitamínico ni mineral, ¿no es cierto?*
R. ¡Por supuesto! La controversia respecto de la necesidad de suplementos alcanzaría para llenar un libro. ¿Cómo es que du-

rante siglos nos las hemos arreglado sin suplementos? La fabricación y venta de los tales suplementos es uno de los diez
grandes negocios en Estados Unidos: hoy por hoy, su venta
genera dos mil millones de dólares por año. Es para preguntar-
se hasta qué punto la motivación de algunas de las afirmaciones que se oyen al respecto no es más que puramente comercial.

Por lo que se refiere a la salud, hay una larga lista de expertos en el campo de la nutrición, tanto pertenecientes a la comunidad médica como ajenos a ella, que están expresando su grave preocupación por la amenaza que representa para la salud
la ingestión de suplementos vitamínicos y minerales. El doctor
Myron Winick, director del Instituto de Nutrición Humana de
la Universidad de Columbia, indica que algunas vitaminas de
toda confianza, a las que durante mucho tiempo se consideró
totalmente inocuas, están produciendo problemas médicos entre los que se cuentan lesiones nerviosas, trastornos intestinales leves y lesiones hepáticas mortales (información publicada
en *Los Angeles Times*, 20 de diciembre de 1983).

Nuestra necesidad real de vitaminas y minerales ha sido
brutalmente exagerada. La cantidad de vitaminas que el cuerpo humano necesita para *todo un año* no alcanzaría siquiera a
llenar un dedal. (Y ésa es la dosis diaria recomendada, que
duplica nuestras necesidades reales.) Tal vez estas afirmaciones
resulten chocantes, pero son los hechos. Todas las vitaminas y
minerales que el cuerpo necesita se pueden encontrar en abundancia en las frutas y verduras. La exigencia de estos elementos es tan reducida que incluso si no comiéramos más que una
pequeña cantidad de frutas y verduras *frescas*, las necesidades
del cuerpo quedarían satisfechas. Nuestro programa está pensado para incorporar a la dieta cantidades más que generosas
de todo lo que el cuerpo necesita, en su forma más pura y más
fácil de absorber. *Nada* hay de mejor calidad que lo que se
encuentra en la fruta y la verdura, pese a algunos anuncios que

se jactan de que sus productos son en un 100 por ciento naturales. Ser 100 por ciento natural significa tal como fue creado por la naturaleza, y yo, personalmente, jamás he visto un árbol que dé píldoras de vitaminas ni de minerales.

Los suplementos que fabrica el hombre no son, simplemente, lo que está destinado al cuerpo humano. En el proceso de extraer y fraccionar los elementos químicos, se los inutiliza, y en el cuerpo, los suplementos vitamínicos se vuelven tóxicos.* Lo que nuestro organismo puede utilizar con más eficacia son las vitaminas y minerales que se consumen con todos los demás constituyentes de cualquier alimento dado. Una vez aisladas, las vitaminas pierden su valor, y las vitaminas sintéticas son virtualmente inútiles. En este preciso instante hay técnicas que permiten crear un grano de trigo en el laboratorio; se pueden reproducir todos sus componentes químicos hasta conseguir un grano de trigo, pero si se le pone en tierra, no germina. Sin embargo, los granos de trigo recogidos en tumbas que tienen cuatro mil años de antigüedad, ¡brotan si se los siembra! En el trigo sintético falta un ingrediente muy sutil: la fuerza vital, el mismo ingrediente que falta también en las vitaminas y en los minerales sintéticos. Esos productos son peor que inútiles: el cuerpo los recibe como si fueran tóxicos, y los trata como tales. Y nuestro objetivo es siempre *eliminar* los residuos tóxicos, no producir más.

En el cuerpo rige también algo que se llama la ley del mínimo. Dicho de otra manera, una vez que las necesidades de vitaminas y de minerales están satisfechas, cualquier excedente será eliminado. Si tuviéramos un vaso pequeño, y una jarra llena de zumo, sólo podríamos llenar el vaso hasta el borde. Si

* Robert McCarter y Elizabeth McCarter, «A Statement on Vitamins», «Vitamins and Cures» y «Other Unnecesary Supplements», *Health Reporter* 11, 1984, págs. 10 y 24.

seguimos intentándolo, lo único que conseguiremos será desperdiciar el zumo que se desborde del vaso. Eso es precisamente lo que sucede cuando en el cuerpo hay más vitaminas y
más minerales de lo que necesita. También aquí el exceso es
tratado como un desecho tóxico, y el esfuerzo de eliminarlo
dilapida la preciosa energía del cuerpo, e impone al hígado y a
los riñones una pesada carga. Cuando se toman suplementos,
son *siempre* en exceso, a menos que siga uno la dieta más des-
vitalizada, procesada y desnaturalizada que sea posible imaginar. El estilo de vida y la forma de comer que preconiza la
antidieta asegura absolutamente todas las vitaminas y minerales que podamos necesitar. La salud hay que ganársela. Lo que
produce salud es una vida sana, que no se puede comprar en
un frasco. Entonces, ahorraos energías... y ahorrad dinero.

P. *¿Hasta qué punto es dañina la sal de mesa?*
R. Si los egipcios usaban la sal para embalsamar... imagínatelo.
Este año, los norteamericanos consumirán cerca de dos millones y medio de kilos de sal. ¡Ya es embalsamar! Hay sal en todo
y por todas partes; desde los alimentos para perros y gatos
domésticos hasta las comidas para bebés. La sal es un importante factor que contribuye a la incidencia creciente de enfermedades como la hipertensión o alta presión sanguínea. Es tan
cáustica para los delicados tejidos internos del cuerpo que éste,
para neutralizar su efecto acidificante, retiene agua. Esta retención provoca aumento de peso. El excesivo consumo de sal
puede ser una de las causas de nefritis, una enfermedad renal
grave.

Cuando se piensa que mucha gente consume café, té, gaseosas, alcohol, suplementos y sal día tras día, y que todo eso
debe ser excretado por los riñones, no hay por qué asombrarse
de que anualmente mueran tantas personas por fallos renales.
Cualquier cosa que podamos hacer para proteger nuestros po-
bres riñones, tan sobrecargados de trabajo, hay que hacerla. La

sal, si se la usa, se ha de usar con moderación. A quienes deseaban seguir utilizándola, el doctor N. W. Walker les recomienda la sal marina gruesa, que está menos procesada que la sal común, y que se puede moler en la mesa con un molinillo. En las tiendas dietéticas se encuentran salsas y otros condimentos sin sal, que pueden ayudar a reducir su consumo.

P. *¿Por qué parece que actualmente hubiera tantas personas que padecen hipoglucemia o creen tenerla? Al comer fruta, ¿no se agrava la hipoglucemia?*
R. La razón de que tantas personas tengan hipoglucemia y tantas otras crean tenerla es doble. Primero, la gama de posibles síntomas de hipoglucemia es tan amplia que sería sorprendente que alguien no tuviera, por lo menos, uno de los síntomas. La lista de *sesenta y dos* síntomas posibles incluye trastornos emocionales, melancolía, nariz tapada, fatiga, agotamiento, confusión, incapacidad para pensar claramente, angustia, irritabilidad e incapacidad para decidir fácilmente. Abarca incluso meteorismo, indigestión, flatulencia y sensación de *sueño después de las comidas*, de modo que quizá no haya en Estados Unidos tres personas que no hayan experimentado por lo menos uno de *esos* síntomas, ¡y hay unos 45 más! En segundo lugar, la dieta norteamericana estándar es tal que tiende a provocar un consumo de energía y un nivel de acidificación que, ciertamente, pueden ser congruentes con un bajo nivel de glucosa en sangre (otra manera de decir «hipoglucemia»).

En el capítulo sobre el correcto consumo de fruta se señaló que ésta ha soportado el peso de más críticas injustificables que ningún otro alimento. La segunda parte de la pregunta es un ejemplo clásico de la mala comprensión, de alcance casi universal, del importantísimo papel que desempeña la fruta en el logro y mantenimiento de un nivel de salud adecuado. Por extraño que pueda parecer, la fruta es, de hecho, lo que de manera más efectiva y eficiente puede superar el problema de

la hipoglucemia. No quiero decir que vaya a suprimir efectivamente los síntomas, sino que *hará desaparecer la causa*, de manera que los síntomas nunca aparezcan. El medio más común
de suprimir los síntomas es comer, generalmente algo muy pesado, tal como un alimento proteico, como puede ser la carne
o los huevos. Así se conseguirá que los síntomas disminuyan,
al desviar hacia el estómago, para digerir la comida, la energía
que estaba causando los síntomas. Es una medida temporal,
que asegura que el problema prolongue su existencia y la necesidad de comer sea más frecuente. Hay una manera más ra-
cional de encarar las cosas, que puede eliminar tanto las comidas frecuentes *como* la hipoglucemia.

   ¿Qué es, exactamente, un bajo nivel de azúcar en la sangre?
Señalamos ya que el primer requisito previo de cualquier alimento debe ser su valor como combustible, y que aproximadamente el 90 por ciento de nuestra proporción de alimentos
debe abastecernos de la glucosa que se necesita para el cum-
plimiento de las funciones vitales. El cerebro no usa más que
un combustible: azúcar, en la forma de glucosa. No le sirven
grasas ni proteínas ni ninguna otra cosa, sino sólo la glucosa,
que toma del torrente sanguíneo para satisfacer sus necesidades. Si en la sangre no hay una cantidad de azúcar utilizable
suficiente para satisfacer las exigencias del cerebro, empieza a
sonar una alarma, y esa alarma son los síntomas de la hipoglucemia. De manera que el problema se reduce a no tener suficiente azúcar en la sangre. Para rectificar esta situación, basta
con agregarle azúcar. Es sumamente difícil tener hipoglucemia
si se tiene abundante azúcar en la sangre, y aquí es donde por
lo general se plantea la confusión. Es absolutamente imperativo que en el torrente sanguíneo se introduzca *el tipo de azúcar
correcto*; cualquier tipo de azúcar *procesado* no haría más que
empeorar las cosas. El tipo de azúcar que sirve para esta situación es la que se encuentra en la fruta fresca. Cuando está en
la fruta se le llama fructosa; en el cuerpo, se convierte en glu-

cosa con más rapidez que ningún otro carbohidrato. Lo que es esencial recordar es que la fruta se ha de comer *correctamente*, y esto significa con el estómago *vacío*. Como el azúcar se encuentra en su estado natural y orgánico, atravesará rápidamente el estómago y en el término de una hora habrá pasado al torrente sanguíneo.

Si se sigue el programa propuesto en la Segunda Parte, se estará automáticamente comiendo fruta en la forma correcta, lo cual ayudará a eliminar la *causa* de la hipoglucemia. Para muchas personas que la han padecido durante años sin alivio, es posible que esta explicación suene en exceso simplificada, pero hemos tenido muchos casos de gente con hipoglucemias de larga duración, muchas confirmadas en su existencia por la prueba de tolerancia a la glucosa, y que han conseguido eliminar el problema valiéndose de la técnica de la antidieta.

P. *¿La mujeres pueden seguir este régimen durante el embarazo?* (He aquí una pregunta a la que Marilyn puede responder mejor.)
R. Sí, *pero* la preparación para tener un niño sano debe iniciarse *antes* de la concepción, seis meses por lo menos, o más si es posible. Dada la importancia que tiene la dieta durante el embarazo, es aconsejable que cada futura mamá consulte con su médico antes de introducir cambios. Sin embargo, durante el embarazo no es nunca demasiado tarde para mejorar gradualmente la dieta. Cualquier cambio de naturaleza positiva que se haga sólo puede mejorar el estado de la madre y del hijo, y hacer que el parto sea más fácil.

El programa satisface todas las exigencias dietéticas de la madre y el niño durante la gestación. Dado el amplio consumo de fruta fresca que se recomienda, el principal requisito —combustible abundante, en forma de glucosa— queda satisfecho. Muchos de los ingredientes de las cotidianas ensaladas crudas ayudan aún más a satisfacer las necesidades de glucosa, y las ensaladas proporcionan además a madre e hijo los minerales necesarios para un crecimiento y un desarrollo adecuados. De hecho, la mejor dieta durante el embarazo (y en cualquier otro momento) es aquella en la que predominan las frutas y verduras crudas, y algunas nueces y semillas crudas. Con eso se tendrá toda la provisión de combustible, aminoácidos, minerales, ácidos grasos y vitaminas que hacen falta para mantener un elevado nivel de salud. Este programa es más que adecuado para satisfacer tales exigencias. Que los alimentos estén adecuadamente combinados asegura que en cada comida se disponga de un máximo de sustancias nutritivas para la absorción, con un mínimo de desperdicio. Una dieta *adecuada* asegura un embarazo grato y lleno de alegría en tanto que si es inadecuada, esta hermosa experiencia puede convertirse en una dura prueba.

Es frecuente que a las embarazadas les aconsejen beber mucha leche pasteurizada para asegurarse de que disponen del calcio suficiente para la correcta formación de los dientes y huesos de su hijo. La verdad es que la mayoría de los adultos no cuentan con las enzimas digestivas —lactasa y renina— necesarias para obtener el calcio de la leche, que viene asociado con un complemento proteico *indigerible*, la caseína. Además, la pasteurización hace que el calcio sea inaprovechable debido a las modificaciones causadas por el calor.* Para estar seguras de que tienen un aporte adecuado de calcio *utilizable*, las embarazadas deben recordar que éste se encuentra en abundancia en

---

* Hay varias autoridades en higiene que dicen la misma cosa sobre el tema de la utilización del calcio proveniente de la leche de vaca pasteurizada: que es imposible para nosotros.

Además de Herbert Shelton, N. W. Walker y Robin A. Hur, ya citados, se cuentan entre ellos Joyce M. Kling, «Lesson 55, Prenatal Care for Better Infant and Maternal Health and Less Painful Childbirth», *The Life Science Health System*, Austin, Texas, Life Science, 1984. M. Bircher-Benner, *Eating Your Way to Health*, Baltimore, Penguin Books, 1973.

la fruta fresca, las legumbres, coles, lechuga y otras verduras de hoja, nueces y semillas (especialmente almendras y sésamo), espárragos e higos.* El zumo de naranjas fresco ayuda al cuerpo a fijar el calcio, de acuerdo con lo que dice el doctor Hebert Shelton en *The Hygienic Core of Children*. Para el metabolismo del calcio también es necesaria una irradiación solar adecuada. El feto almacena en sus tejidos una provisión de calcio, de la que se abastece durante las últimas etapas del embarazo, de modo que para una embarazada es importantísimo obtener y fijar el calcio necesario para ella y para su hijo desde los *primeros* meses de embarazo.

A las embarazadas se les aconseja también que beban leche para tener una abundante secreción láctea para el bebé. El consejo es ridículo. ¿Acaso las vacas beben la leche de otra especie para aumentar la secreción láctea? ¡Por cierto que no! Comen hierba y cereales en abundancia. La hembra humana, como la de todos los demás mamíferos, *automáticamente* segrega leche cuando es necesaria, y lo que la hace más rica y abundante es el consumo generoso de frutas y verduras frescas. De paso, si a alguna joven mamá le dan a tomar ácido fólico «para la leche», lo mejor es que lo sustituya por una ensalada verde cada día: una fuente estupenda, natural y fácilmente accesible de ácido fólico.

Recordemos que no es la *cantidad* de calcio contenida en los alimentos que ingerimos lo que importa, sino la proporción de éste que realmente se *utiliza* (se absorbe y se fija). La administración de suplementos de calcio durante el embarazo *no* nos aporta calcio *utilizable* y con frecuencia es causa de nocivos depósitos de calcio en la placenta. Lo que aportan estos suplementos (por más que se los llame orgánicos) es calcio inorgánico, que nuestro cuerpo, simplemente, no puede usar.

* Busca en el día 6 de la muestra de menús la leche de almendras frescas.

El doctor Ralph C. Cinque ha realizado abundantes experimentos mientras investigaba este asunto, y la información que aquí ofrecemos ha sido tomada directamente del material por él publicado.* También aquí nos encontramos frente a una diferencia de puntos de vista. La higiene natural se opone diametralmente a que se tomen vitaminas y minerales de fuentes distintas de las naturales, y aquí *natural* significa huertos y cultivos, no píldoras. Estoy segura de que los defensores de ambas maneras de pensar podrían manifestar de maneras muy convincentes sus puntos de vista. El hecho es que, de acuerdo con la higiene natural, que es básicamente el tema de *este* libro, todos los suplementos vitamínicos y minerales, en cuanto están fraccionados, son recibidos y tratados por el cuerpo como desechos tóxicos. Lo mismo que en muchos otros puntos referentes a la nutrición, algunos médicos tradicionales comienzan ya en este aspecto, a reconocer el punto de vista naturista. La doctora Vicki G. Hufnagel, en una charla pronunciada en la decimocuarta conferencia anual de la nutrición, patrocinada por la Junta Lechera de California, expresó: «Estamos empezando a entender el daño que pueden causar al embrión; las vitaminas son fármacos». La doctora Hufnagel es obstetra y ginecóloga. El doctor Myron Winick, director del Instituto de Nutrición Humana de la Universidad de Columbia, dice: «Hay personas que se toman las píldoras de vitaminas como si fueran caramelos, sin entender que son medicamentos. Y todos sabemos que no hay medicamentos seguros, sino solamente dosis seguras».

Mucho mejor que tomar calcio manufacturado sería abonar con cal los sembrados y después comer verduras de hoja que

* Ralph C. Cinque, «Lesson 55, Prenatal Care for Better Infant and Maternal Health and Less Painful Childbirth», *The Life Science Health System*, Austin, Texas, Life Science, 1984. Rose Dosti, «Nutritional Needs Greater for Pregnant Teenagers, Over 30s», *Los Angeles Times*, 31 mayo 1984. «Vitamin Megadoses Can Be Harmful», *Los Angeles Times*, 20 dic. 1983.

nos abastecerán abundantemente de calcio *orgánico aprovechable*. Es importantísimo que se entienda que las deficiencias de calcio no sólo resultan de tomar cantidades insuficientes de este elemento, sino también de comer en exceso y de combinar mal las comidas, prácticas que afectan gravemente a la digestión y la absorción. Estar embarazada no significa tener licencia para comer en exceso. Un aumento de peso que supere los nueve a trece kilos puede dar como resultado un feto demasiado grande y un parto de alto riesgo.* Las embarazadas tienden a comer en exceso cuando lo que ingieren son alimentos muy procesados y adulterados; lo que hacen es responder a las señales de su cuerpo, que avisa que sus necesidades de nutrición no están satisfechas. La antidieta insiste en los alimentos más nutritivos, tanto para la madre como para el niño, y ayudará a mantener el peso dentro de los límites señalados.

Digamos de paso que durante el embarazo, más que en cualquier otro momento, hay cosas que son peligrosas, y este programa ayudará a ir eliminando gradualmente muchas de ellas. La placenta, aunque se supone que actúa como un filtro que protege al feto de sustancias dañinas que pudiera ingerir la madre, no es eficaz para excluir fármacos, alcohol, nicotina y alquitrán, cafeína, sal, vinagre, y los aditivos y conservantes químicos que se encuentran en los alimentos procesados. Al seguir el programa, automáticamente la embarazada estará eliminando estas influencias dañinas. Ninguna de estas sustancias está incluida en ninguno de los menús propuestos, excepción hecha de la sal, que se indica siempre como ingrediente *optativo*. En lo que respecta a otras sustancias más dañinas, seamos sinceros por el bien de nuestros futuros hijos. Recetadas o no,

---

* En mi último embarazo aumenté sólo algo más de 6 kg en total, y tanto el bebé como yo teníamos excelente salud. Una hora después del nacimiento, estaba levantada y bañándolo.

no hay medicinas «seguras» que se puedan tomar durante el embarazo, pese al hecho de que a muchas embarazadas se les sigue aconsejando que las tomen. La talidomida no fue más que la punta visible del iceberg. Todos los fármacos, desde la aspirina a los analgésicos y los tranquilizantes, llevan consigo el riesgo de deformaciones y retardo mental para el feto. El consumo de alcohol durante el embarazo puede dar como resultado el «síndrome de alcoholismo fetal», una deformación de la cara y la cabeza que con frecuencia va acompañada de retardo mental. La cafeína contenida en el café, el té, las gaseosas y el chocolate, lo mismo que muchas otras drogas, ha sido causa de defectos congénitos. También fumar priva de oxígeno al feto y da como resultado partos prematuros, reducido peso al nacer y retardo mental.

Es evidente que en el programa no tiene cabida ninguna de estas sustancias. El hecho de que las mencione aquí responde a mi deseo de hacer que las embarazadas tengan mayor conciencia del efecto que pueden tener sobre el niño que tiene que nacer. En Estados Unidos se observa actualmente un 12 por ciento o más de defectos congénitos, y esta cifra va en aumento año tras año a medida que se incorporan más sustancias químicas y tóxicas a nuestra dieta y a nuestro medio.

El embarazo es una época especial, que más que ninguna otra exige estar especialmente consciente de las necesidades del cuerpo. Seguir el programa asegurará a la futura madre la alimentación adecuada, lo mismo que la provisión de aire fresco y de sol, que son factores tan importantes para un embarazo sano. Otros son el descanso abundante y el ejercicio físico practicado con regularidad.

En ocasiones hay quien tiene necesidades especiales, individuales. Todo cambio dietético durante el embarazo debe efectuarse en forma *gradual* y bajo la supervisión del médico.

Con esto concluye la Primera Parte, en la que he procurado dar al lector una comprensión clara de *cuáles* son los cambios que habrá de efectuar en su estilo de vida para terminar de una vez por todas con su problema de peso, y *por qué* le conviene hacer esos cambios. En la Segunda Parte, Marilyn dará algunas importantes indicaciones sobre *cómo* hacer esos cambios de manera tal que el nuevo estilo de vida de ellos resultante sea duradero. Basándose en su conocimiento de dietética, en sus antecedentes de profesora de alta cocina doméstica y en su bien fundada comprensión de los principios de la higiene natural, Marilyn ha preparado una serie de importantes indicaciones y sugerencias, como ejemplificación de las cuales se ofrece una muestra de menús para una semana, que puede servir como base para que el lector organice su propia selección de comidas, deliciosas, bien combinadas y de alto contenido en agua. El programa ha sido pensado para llegar más rápidamente al objetivo de rebajar peso, al mismo tiempo que se inicia la importantísima desintoxicación de todo el organismo.

Para empezar a rebajar peso y adoptar un nuevo estilo de vida no nos falta ahora más que un paso, que es dar vuelta la página para empezar con...

Segunda parte

EL PROGRAMA

por
Marilyn Diamond

Introducción

La primera vez que consulté a Harvey en su condición de especialista en nutrición, en 1975, estaba yo atravesando la crisis de salud más importante de mi vida. Acudí a su consulta con muy mala disposición de ánimo. Yo tenía antecedentes médicos en la familia* y arrastraba una larga historia de tratamientos médicos, pero nunca, que yo pudiera recordar, me había sentido realmente *bien*. El exceso de peso no era mi *mayor* preocupación por entonces, aunque eso no quiere decir que no fuera *una* de mis preocupaciones. Debo confesar, sin embargo, que desde el comienzo de mi adolescencia no había estado contenta con la forma de mi cuerpo, y que desde aquella época había usado siempre tacones altos para parecer más delgada.

Mi verdadero problema, aunque en aquel momento no lo supiera, era que me encontraba totalmente falta de energía. Me sentía terriblemente mal y me costaba muchísimo hacer frente a mi vida. En realidad, lo que sentía no era nada excepcional.

---

* Durante mi niñez, mi padre era bioquímico en Bethesda, Maryland. Posteriormente trabajó en microbiología y biología molecular en la Facultad de Medicina de la Universidad de Nueva York y en el Albert Einstein College of Medicine. Actualmente es decano de la Facultad de Graduados de Medicina de Cornell University. Bajo su influencia, participé desde muy joven en el estilo de vida de la profesión médica; en las vacaciones de verano trabajaba en su laboratorio, y luego estudié biología y química.

Los estados de carencia de energía son la base de muchos de los problemas físicos, psicológicos y emocionales que sufren hombres, mujeres y niños en Estados Unidos. Mis síntomas eran los habituales: dolor de estómago, molestas erupciones cutáneas, depresión, confusión, súbitos cambios anímicos y estallidos emocionales. Lo que me asustaba era que mi estado iba empeorando progresivamente. Tras haber terminado mi carrera universitaria con las mejores calificaciones y medallas, a los 31 años, con dos niños pequeños, me pasaba gran parte del tiempo deprimida y llorando, preguntándome qué podía hacer para volver a sentirme bien y poder así seguir adelante con mi vida. Ninguna medicación, terapia ni tratamiento de los que intenté durante años había logrado mejorar ni cambiar mi situación. Durante mucho tiempo estuve tomando medicinas para mi estómago y mi aparato digestivo debilitados, tranquilizantes para la tensión nerviosa y recibiendo inyecciones para el dolor, mientras teorizaba con los «expertos» sobre mi «malestar» físico, mental y emocional. Pero, jamás hubo *nadie, salvo* Harvey, que me preguntase qué comía.

La higiene natural, tal como él la enseñaba, me dio respuesta a cuestiones referentes a mi salud, para las cuales yo había renunciado ya a encontrar alguna. ¿Qué fue lo que aprendí? ¡Todo lo que necesitaba saber para ayudarme a mí misma a sentirme bien! Aprendí que si me encontraba dolorida y sin fuerzas era porque durante la mayor parte de mi vida había recargado mi organismo con *una alimentación errónea.* Como en mi país, durante muchas décadas, no había estado de moda amamantar a los bebés, yo me conté entre los millones de niños que *jamás* recibieron leche materna, el único alimento que la naturaleza destina a las criaturas de la especie humana y que es el único adecuado para ellas. En su último libro, *How to Raise a Healthy Child in Spite of Your Doctor* (Cómo criar hijos sanos a pesar de su médico), el doctor Robert S. Mendelsohn escribe: «Dar el pecho a los niños es poner los cimientos de un desarrollo físico y emocional saludable... *La leche materna, de eficacia probada durante millones de años, es el mejor alimento para los bebés porque es el perfecto sustento que les ofrece la naturaleza».**

¿Cómo llegó nuestra sociedad a tal extremo de ignorancia que efectivamente no sabíamos la importancia que tiene la leche materna para la futura salud de nuestro hijos? El doctor Mendelsohn, sin vacilar, culpa a los fabricantes de leche en polvo para bebés y a sus motivaciones comerciales, e igualmente a los pediatras que les ayudaron a vender sus productos. Echa en cara a los obstetras y a los pediatras el no haber subrayado con suficiente energía la importancia de amamantar. Como resultado, millones de niños en nuestra sociedad se han criado —y se siguen criando— con leche en polvo y leche de vaca, las cuales tienen un exceso de proteínas y, según algunos investigadores, una forma de calcio más tosco y, por consiguiente, menos absorbible que el que se encuentra en la leche materna. En mi caso, eso me produjo un alto grado de acidificación en la infancia, frecuente urticaria que me debilitaba increíblemente, problemas articulares que finalmente exigieron intervenciones quirúrgicas en ambas rodillas y un debilitamiento del sistema nervioso. Como es típico en Estados Unidos, desde muy temprana edad me habían alimentado con carne. Dado que soy vegetariana por naturaleza (aunque esto no lo descubrí hasta los 31 años), mi incapacidad para digerir la carne dio por resultado dificultades digestivas tan dolorosas como persistentes. Como mi madre era una excelente anfitriona capaz de cocinar para auténticos *gourmets*, desde temprano entré en contacto con la gastronomía. Durante mi infancia ha-

* Robert S. Mendelsohn, *How to Raise a Healthy Child in Spite of Your Doctor*, Chicago, Contemporary Books, Inc., 1984, págs. 46-47. (La cursiva es del doctor Mendelsohn.)

bía viajado mucho y pronto conocí la cocina internacional. En mis años universitarios tuve ocasión de trabajar, en Aviñón, con un cocinero francés de provincia, Armand Ducellier. Todo esto configuró de manera decisiva mi identidad y mi estilo de vida, y en un principio se me hizo difícil ver que en eso estaba la raíz de mis problemas de salud. Pero la verdad lisa y llana era que las comidas que había estado ingiriendo dañaban mi cuerpo, privándome de la energía necesaria para afrontar otros aspectos de mi vida.

Cuando puse en práctica los principios que me recomendó Harvey —los mismos que acaba de explicar al lector—, *perdí diez kilos. En sólo seis semanas, y por primera vez en mi vida adulta, me sentí orgullosa y cómoda con mi cuerpo.* ¡Es una sensación de euforia que *todo el mundo* se merece! Pero, sin embargo, para mí fue más importante el cambio en mi manera de ver las cosas. La nube de depresión bajo la cual había estado viviendo durante años empezó a disiparse, y comencé a tener *días enteros* de tranquilidad. Sólo alguien que haya padecido el agotamiento de una depresión mental y física puede entender el tremendo alivio que eso significa. Mientras mi cuerpo se esforzaba por recuperar su equilibrio, yo advertía que por fin podría llevar la vida productiva y gratificante que una vez había soñado. ¡Me sentía como si me llevaran de vuelta al país de los vivos!

Una cosa fue evidente desde el principio: si estaba decidida a seguir sintiéndome bien, sería necesario renunciar a mi tradicional actitud de *gourmet* cuando se tratase de preparar las comidas. Lo vi claramente durante la desintoxicación,* en las ocasiones en que mis papilas gustativas ansiaban los antiguos placeres, y en que, al consentirme esos placeres, volvía inme-

---

* Recuerda que *una saludable pérdida de peso* es un aspecto importantísimo de la desintoxicación.

diatamente a sentirme mal. Trabajando con Harvey, empecé a preguntarme qué haría la gente cuando, como yo, se diera cuenta de la importancia de una *saludable* pérdida de peso. ¿Cómo podrían hacer una transición cómoda que los apartase de sus hábitos tradicionales de alimentación? Lo que yo necesitaba, y lo que necesitarían otros, era una manera nueva e interesante de preparar comidas deliciosas y al mismo tiempo nutritivas, capaces de agradar al paladar, satisfacer las necesidades fisiológicas *y* permitir la desintoxicación. Valiéndome de mis energías creativas (que siempre alcanzaban su punto máximo en la cocina), y recurriendo a mis extensos antecedentes de alta cocina y artes culinarias, empecé a estudiar un estilo **ALTAMENTE ENERGÉTICO** de *cocina casera y nutritiva*, capaz de satisfacer mis deseos de comida variada y sabrosa y de mantenerme dentro del programa de desintoxicación, sintiéndome mejor y más fuerte cada día que pasaba. Posteriormente, y tras haber estudiado la *haute cuisine* francesa e italiana, y preparaciones típicas de diversas culturas y etnias, profundicé en el conocimiento de la cocina china, la india y las del Oriente Medio. Durante esa época me gradué también en Ciencias de la nutrición en el American College of Health Science.

Harvey había comenzado ya a interesarse en la higiene natural seis años antes de que nos conociéramos, y se sentía mucho más cómodo que yo con un régimen de frutas y verduras. Él ya había pasado por el período de transición en que se renuncia a muchos de los alimentos que no son benéficos y se aprende a sustituirlos por otros que sí lo son. Ya había superado la mayor parte de las nostalgias con que yo apenas empezaba a luchar. Harvey me enseñó muchas de las comidas que a él le habían gustado al comienzo de su transición, pero ambos entendimos que «desintoxicar y hacer adelgazar de forma permanente a los norteamericanos» hacía necesario pensar en una amplia variedad de comidas, para que la experiencia les supiera a placer y no a medicina. Nuestras comidas se convirtieron para mí en un desafío: ver qué podía ocurrírseme que fuera delicioso y llenara mucho, que les gustara a los niños y que nos hiciera bien a *todos*. ¡Tuve que ejercitar mi creatividad con las verduras! Con frecuencia, la hora de las comidas se convertía en un momento de bulliciosa colaboración familiar. Fueron momentos verdaderamente divertidos, y hemos querido que el programa mantenga ese espíritu de alegría, para que el hecho de pasarse a la antidieta pueda ser también el comienzo maravilloso de *la mejor parte de nuestra vida*. Este intento está en la base del programa que presentamos. Estos menús lograrán que comer sea una fiesta para las papilas gustativas y una bendición para el cuerpo.

Están pensados para poneros en armonía con los ciclos naturales del cuerpo y para ayudaros a adoptar un nuevo estilo de comer y de vivir, de modo que jamás tengáis que volver a luchar contra el exceso de kilos. Se trata de ideas que os permitirán, sin esfuerzo, aplicar los principios que hemos enunciado, e iniciar la desintoxicación del organismo. Una vez iniciada, la desintoxicación proseguirá automáticamente, durante todo el tiempo que os mantengáis fieles a los principios enunciados. También la pérdida de peso será automática, ya que el cuerpo, si tiene la energía necesaria para hacerlo, se sitúa por sí solo, alegremente, en el peso que más le conviene.

Pensad que las próximas semanas representarán un período de transición en vuestras vidas. Si seguís los menús sugeridos, y sobre ese modelo programáis otros, automáticamente estaréis comiendo fruta en la forma correcta, y consumiréis una cantidad adecuada de alimentos con alto contenido acuoso, a la par que combinaréis adecuadamente lo que comáis. En nuestra práctica, que incluye talleres de cuatro semanas de desintoxicación (en los que muchas personas pierden *fácilmente* entre siete y once kilos) hemos comprobado que la manera más simple de adoptar un nuevo estilo de alimentación y de vida es seguir, durante cuatro semanas y paso a paso, una muestra de lo que es ese estilo. Tened presente que eso es precisamente vuestro programa, una **MUESTRA**. No es el único régimen que da resultado. Ni es eso lo que propone la antidieta, sino un ejemplo de cómo usar correctamente los principios en la vida diaria. El objetivo principal es mostrar el uso libre y creativo de tales principios, sin aprisionaros en un régimen que hayáis de usar de la misma manera que antes usabais las dietas... hasta aburriros al punto de tener que volver a vuestros antiguos hábitos de alimentación. Por eso, en la sección de menús no hay reglas rígidas ni estrictas. Las porciones quedan más o menos libradas a la interpretación personal. Os alentamos a comer hasta sentiros satisfechos y a sustituir algún componente del menú por otro, tomado de otro día y que os guste más. Una vez que hayáis completado el programa ya sabréis comer de acuerdo con los principios, y os sentiréis seguros de vuestro nuevo estilo de alimentación y de vida. Si no fuera así, es mejor repetir el programa hasta que lo estéis; a algunos les cuesta más que a otros el aprendizaje de algo nuevo, y esto es algo nuevo: la habilidad de comer con placer y alegría para alcanzar y mantener el peso natural del cuerpo.

Ahora tenéis la información básica necesaria. Es el momento de pasar a la práctica del programa y probar personalmente...

Capítulo 1
El desayuno

En lo sucesivo, tus comidas de la mañana serán ligeras. Y difícilmente variarán. **DIARIAMENTE HASTA EL MEDIODÍA PUEDES TOMAR TANTO ZUMO DE FRUTA FRESCO Y COMER TANTA FRUTA FRESCA COMO DESEES.** *Eso te dará la seguridad de que durante el transcurso del ciclo de eliminación, tu cuerpo podrá dedicarse plenamente a este proceso, y no a la digestión.* Tienes total libertad para comer tanta fruta como necesites para sentirte satisfecho, pero naturalmente, se trata de que la comas con el estómago vacío. Procura iniciar cada día con un zumo de fruta fresca, si te es posible: naranja, manzana, mandarina, melón, piña. Recuerda que lo mejor será que te lo prepares tú mismo; para ti, un exprimidor de zumos será prioritario, o por lo menos, uno de simple para cítricos.

Cuando te apetezca, come un poco de fruta fresca durante la mañana. *Nuestra recomendación es que en un período de tres o cuatro horas comas varias raciones de fruta.* Una ración de fruta corresponde a la cantidad que pueda dejarte con una sensación de satisfacción. Puede ser una naranja o un tazón con cuatro naranjas cortadas. Puede ser una manzana, pero también dos melocotones cortados y salpicados con una cucharada de uvas pasas. Puede ser medio melón o una tajada bien gruesa de sandía, o bien uno o dos plátanos. El consumo de fruta es un arte que cada uno tiene que cultivar. Lo que importa es que comas lo suficiente para quedar satisfecho. No importa si para eso necesitas una fruta o un plato lleno. Como dice Harvey: «Por las mañanas, a algunos les gusta comer fruta; otros prefieren un zumo, otros un vaso de agua tibia con limón exprimido. Lo más importante que puedo deciros es que no nos proponemos imponer ninguna ley férrea que haya que respetar sin apartarse un ápice. Éstos son, más bien, principios que habréis de adecuar en la forma *conveniente* a vuestro personal estilo de vida».

Aprende a escuchar los requerimientos y necesidades de tu cuerpo. **NO COMAS EN EXCESO NI TE QUEDES CON HAMBRE. COME HASTA SATISFACERTE.** No te atiborres para compensar la sensación de vacío que quizá sientas al no tomar tu habitual desayuno pesado, ni te saltes la fruta porque no te apetece comerla. **LA FRUTA ES NECESARIA,** porque proporciona el contenido acuoso y el combustible que tanta falta hacen para la desintoxicación.

A medida que transcurre la mañana, si sientes hambre y estás empezando a añorar algo más sustancioso, come un par de plátanos: permanecerán en tu estómago un poco más que las frutas jugosas y te darán una mayor sensación de plenitud. No hay inconveniente en que comas más de uno, pero asegúrate de que estén bien maduros. Si están verdes, el color indica que el almidón todavía no se ha convertido en azúcar. Las manchas marrones en la piel del plátano indican que el almidón ya se ha convertido en azúcar.

Lo que no debes comer para nada durante el período que estés empeñado en perder peso son dátiles y frutas secas. Aunque son estupendos alimentos naturales, y muy energéticos, contienen tanta azúcar concentrada que te impedirán bajar de peso. Y como es fácil «pasarse» cuando se los come, lo mejor es evitarlos completamente hasta que hayas rebajado por lo menos parte del peso que te interese perder. En última instancia, cuando estés aproximándote a tu peso ideal, verás que son una solución perfecta para cuando eches de menos los dulces procesados, tan poco saludables. Inicialmente, sin embargo, pueden ser contraproducentes, especialmente si el autodominio no es tu fuerte.

Una regla importante que has de tener presente es que se puede comer fruta (jugosa) hasta veinte minutos o media hora antes de almorzar. Si has comido plátanos, déjales cuarenta y cinco minutos para que salgan del estómago. Los melones son la fruta con mayor contenido de agua, y se recomienda comerlos *antes* de cualquier otra, porque salen con mayor rapidez del estómago.

Si te gusta hacer una comida durante la mañana, prueba con una ensalada de frutas. Si tienes hijos, intenta poco a poco que empiecen el día con un zumo de frutas fresco y también con una ensalada de frutas. Aunque estén acostumbrados a desayunos abundantes y mal combinados, si hacen la transición y comienzan a comer fruta por la mañana, tendrán mucha más energía para su trabajo que cuando su cuerpo se veía obligado a desperdiciarla para satisfacer las exigencias del aparato digestivo.

Cuando empezamos a desarrollar el programa, mis dos hijos estaban en la escuela primaria. Nos llevó más de un año ayudarles a abandonar el hábito de una comida abundante por la mañana. Aunque yo nunca los presioné, me aseguré bien de que lo *primero* que comieran por la mañana fuese *fruta*. Después, si aún no estaban satisfechos, les ofrecía una tostada de pan de trigo integral con mantequilla no pasteurizada, o galletas integrales y zumo de manzanas, pero la mejor idea que se me ocurrió fue darles tazones de verduras cocidas al vapor, bien calientes, después de la fruta de la mañana. De este modo, seguían tomando alimentos de alto contenido acuoso durante el importantísimo ciclo de eliminación. Por lo menos, los tazones de verduras cocidas al vapor son alimentos sanos y *verda-*

deros, no como esos paquetes multicolores de preparados químicos que imitan comidas con que las industrias de la
alimentación tientan a nuestros hijos.

Una vez que pudieron hacer la transición a comer fruta por
las mañanas, mis hijos se dieron cuenta claramente de lo cansados que los hacía sentir comer cosas más pesadas antes del
mediodía. Con el paso de los años, es raro que pidan alguna
otra cosa que fruta antes del almuerzo. Su estado general ha
mejorado; otros niños cogen resfriados con frecuencia, ellos
no. Yo lo atribuyo al hecho de que esta forma de vida permite
que el ciclo de eliminación funcione regularmente y sin inte-
rrupción. Incluso hoy, que ya son adolescentes, es raro que
coman nada antes del mediodía, salvo fruta.

Con el nacimiento de nuestro hijo, hace siete años, Harvey
y yo pudimos comprobar con mayor claridad aún las induda-
bles ventajas de no dar más que fruta a los niños por la mañana. Desde que nació, nuestro hijo muy raras veces vio su ciclo
de eliminación interrumpido por el consumo de alimentos pesados antes del mediodía, en consecuencia no tuvo las mucosidades nasales, los dolores de oídos ni la tos que sufren la
mayor parte de los pequeños, y que sus padres acogen ya como
de rutina. Nuestro hijo no tuvo jamás los conductos tapados o
bloqueados por desechos mucosos, porque *día a día* su organismo pudo completar el ciclo de eliminación. Su cuerpecito
no se vio obligado a acumular residuos como los de tantos
niños a quienes de la mañana a la noche se atiborra de alimentos pesados. Tanto de bebé como cuando empezó a andar su
carácter fue equilibrado y se mostró contento. Ahora, a los siete años, es alto, fuerte y de movimientos bien coordinados.

Las madres con quienes he trabajado en mi práctica y en
nuestros talleres han obtenido los mismos resultados. Una vez
que comenzaron a «destetar» a sus hijos de los desayunos pesados, y en su mayor parte consumían frutas o verduras por las
mañanas —es decir, alimentos puros y no cargados de produc-

tos químicos—, su salud general comenzó a mejorar. Hubo un caso de dos niñas que iban a una escuela especializada en dificultades de aprendizaje, en California, que una vez iniciado el programa progresaron de manera tan notable que los maestros de la escuela se pusieron en contacto con los padres para descubrir qué era lo que estaba produciendo cambios tan positivos.

La clave con los niños es no presionarlos (cosa que también es igual de válida para algunos adultos de temperamento infantil). La presión crea tensiones, y cuando se trata de alimentación, aquéllas se han de evitar siempre. Incluso el mejor de los alimentos, si se lo consume bajo presión o en un ambiente tenso, puede ser estropeado por un aparato digestivo afectado por los nervios. Para empezar, ofreced simplemente a vuestro hijo la alternativa de una ensalada de frutas. Comedia con él como si fuera un festejo, para compartir la experiencia positiva. ¡Será divertido! Ofrecedle tazones de verduras cocidas al vapor y aderezadas con mantequilla, en vez de los cereales azucarados y procesados que venden para niños. Ofrecedles rebanadas de pan integral tostado, con mantequilla. Por lo menos, vuestros hijos estarán comiendo comida *de verdad.* Poco a poco irán haciendo la transición. Dadles el ejemplo comiendo vosotros fruta por la mañana, y finalmente ellos también lo harán.

Orientaciones para el desayuno

1. Comenzad el día con zumo de fruta **FRESCO** si lo deseáis. Cantidad recomendada: entre 250 y 400 gramos.
2. Durante la mañana, comed fruta cuando tengáis hambre.
3. Comed un *mínimo* de dos raciones de fruta en un período de tres horas.
4. La ingestión máxima de fruta debe regirse por vuestra

necesidad. Comed tanto como queráis, sin exagerar y sin quedaros con hambre.

5. Comed el melón antes de las otras frutas.

6. Comed plátanos cuando tengáis mucha hambre y os apetezca algo más pesado.

Capítulo 2

Los zumos frescos

El lector advertirá, a medida que avance con el programa, que los zumos desempeñan un papel muy importante. ¡Pero, zumos frescos! De los que uno se prepara con su propio exprimidor, o los que le preparan, en su presencia, en un bar. También es posible encontrar zumos frescos envasados diariamente por algún establecimiento de productos naturales. Conviene pensar en comprar un exprimidor de zumos; es la forma más económica, puesto que cada vez que se compra un zumo, uno está pagando un exprimidor que no es suyo.

En esta época de tanta preocupación por los suplementos alimenticios, en que millones de personas consumen regularmente carísimas píldoras en nombre de la nutrición, los zumos frescos son realmente la forma mejor y más auténtica de tales suplementos, aunque la mayor parte de las personas ni se den cuenta de ello. *Todas las sustancias nutritivas que necesita el cuerpo humano se hallan en cantidades equilibradas en las frutas y verduras frescas. Y nuestro cuerpo sólo puede usarlas cuando las recibe como parte del alimento completo en el cual se encuentran.* De manera que es totalmente cierto que una dieta rica en frutas y verduras frescas y sus zumos satisface todas las necesidades de nutrición del cuerpo. Los zumos son lo mejor después de los alimentos completos, pues no son otra cosa que un extracto líquido de éstos. No están excesivamente concentrados, como las dosis de megavitaminas, ni han pasado por ningún tipo de laboratorio ni de procesamiento. Cuando los preparan, uno puede ver de dónde vienen. Hay muy poca diferencia entre las frutas y verduras enteras y sus zumos. Éstos nos proporcionan los elementos vitales para la regeneración celular y son, por consiguiente, un verdadero tratamiento para la longevidad.

Los zumos proporcionan un beneficio adicional: con su sabor delicioso, apagan la sed y nos satisfacen de tal manera que cada vez tendemos menos a las bebidas dañinas como las gaseosas, el café, el té, la leche y el alcohol. Para los bebés y los niños pequeños, dejando aparte la leche materna, no hay mejor alimento que los zumos.

Nunca insistiremos bastante en la importancia de consumir habitualmente zumos frescos, la *única* bebida que proporciona una **AUTÉNTICA ENERGÍA VITAL,** pese a las falsas afirmaciones publicitarias de otros brebajes dañinos. El hábito de beber gaseosas dietéticas, por la exclusiva razón de que alguien se ha gastado millones de dólares (o de pesetas) en convencernos de que son lo mejor para rebajar de peso, es el resultado de una inescrupulosa campaña publicitaria *en contra* de nuestro bienestar. Una mezcla de sustancias químicas fabricadas en laboratorio lo único que puede hacer es *agregar* toxinas a nuestro cuerpo, y no ayudarle a que se libere de ellas. Las gaseosas dietéticas solamente socavan nuestra salud y nuestra vitalidad.

Los zumos frescos son las únicas bebidas que pueden ayudarnos a perder peso y a sentirnos bien. **BEBEDLOS SÓLO CON EL ESTÓMAGO VACÍO, NO ACOMPAÑADOS NI SEGUIDOS INMEDIATAMENTE DE NINGÚN OTRO ALIMENTO.** ¡Y disfrutad de ellos! Los zumos son enormemente benéficos. Recordad que hay que beberlos lentamente, mezclándolos con la saliva. Bebidos precipitadamente o con demasiada rapidez pueden alterar el nivel de azúcar en la sangre.

Capítulo 3

La escala energética

Mañana

> Frutas frescas y zumos de frutas
> Zumos de verduras frescos y ensaladas
> Verduras al vapor, nueces y semillas crudas
> Granos, pan, patatas, legumbres
> Carne, pollo, pescado, lácteo

Tarde/Noche

Hemos diseñado la escala energética para ayudar a los lectores a que sean más productivos y eficaces durante el día, mientras permiten que su cuerpo se dedique a la eliminación de residuos tóxicos. La escala energética indica qué alimentos se han de comer en las primeras horas del día (frutas y verduras) y cuáles más tarde, cuando se ha cumplido ya el trabajo del día y es posible descansar y permitir al cuerpo que concentre la energía restante en la digestión de patatas, cereales, productos lácteos y carnes. Como es natural, los alimentos más próximos a la indicación «**MAÑANA**» se pueden comer a cualquier hora del día, pero los que se aproximan más a la indicación «**TAR-DE-NOCHE**» no se han de consumir en las primeras horas, cuando la energía se necesita para otras cosas. (Quien siga un horario individual diferente del normal, por razones de trabajo nocturno, por ejemplo, verá que los ciclos corporales se adaptan a ese horario, si es constante. Aunque hay poca documentación sobre el tema, nuestras observaciones indican que es así.) Un día determinado en que no se consuma más que frutas y verduras, y en que no se coma carne, cereales ni productos lácteos, será un día de máxima energía y máxima pérdida de peso. Los menús que ofrecemos en la muestra están basados en la escala energética, y en ella deben basarse también los que el lector confeccione por sí mismo.

Capítulo 4

Ideas y sugerencias para la antidieta

Cuando la gente empieza a introducir cambios en su estilo de alimentación y de vida, a veces se sorprende, agradablemente, por la variedad de cosas que «todavía les está permitido comer». Son tantas las veces que hemos oído exclamar: «Pero ¿quiere usted decir que *esto* también?», que hemos decidido introducir algunos comentarios que permitan a los lectores entender con toda claridad que lo que les ofrecemos no es en modo alguno un programa restrictivo.

Empezaremos por insistir en que *lean las etiquetas y eviten cualquier producto* que tenga aditivos químicos. *Recuerde: los aditivos químicos en los alimentos son toxinas en el cuerpo.* Actualmente, en los supermercados pueden encontrarse productos que antes había que ir a buscar en las tiendas dietéticas y naturistas. Para que esta conveniente oferta de productos naturales, puros y sin aditivos, que tanta comodidad nos representa, se mantenga en los supermercados ¡hay que pedirlos!

Unas palabras sobre la fruta, tan importante en la antidieta. Ahora, la comercialización de este producto permite tener durante casi todo el año frutas y variedades que solían ser estacionales, con el enriquecimiento consiguiente de la posibilidad de elección. Pero esto no significa que quien esté satisfecho con lo «clásico», manzanas, naranjas y plátanos, deba cambiar, sino sólo que aquel a quien le apetezca la novedad dispone de una enorme variedad para probar. Sólo hay que recordar que *la fruta no se debe cocinar jamás*, porque la cocción la transforma de alcalina en ácida.

Dicho esto, a elegir entre manzanas, plátanos, albaricoques, cerezas, dátiles, higos, naranjas, pomelos y mandarinas, melocotones y nectarinas, uvas, peras... sin olvidarnos de frutas hace un tiempo poco comunes, como las chirimoyas, kiwis, mangos y otras de origen tropical que nos acerca la importación.

Están también los tomates, pepinos, pimientos y aguacates, a los que se suele considerar como verduras, pero que botánicamente son frutos, porque tienen semillas. Es interesante saber que combinan bien, crudos, con otras frutas: por ejemplo, el aguacate con plátano, papaya o mango; el pepino con melocotones, naranjas o nectarinas. Además van bien con todas las verduras, crudas o cocidas, y con los carbohidratos feculentos como el pan, el *arroz*, las pastas o las patatas. Idealmente, éstos son frutos que jamás deben cocerse, aunque ocasionalmente hagamos una excepción con los pimientos; pero el aguacate, el pepino y especialmente el tomate *jamás* deben cocinarse. Éstos son frutos que deben comerse crudos y pueden ser una alternativa interesante cuando se desea algo *fresco y jugoso*, pero no dulce.

Salvo el aguacate, que permanece hasta una hora en el estómago, los demás pueden combinarse con otras frutas sin tener que esperar más tiempo.

Las frutas secas (pasas) son alimentos muy concentrados y hay que comerlas en pequeñas cantidades; prefiera las que han sido secadas al sol, sin adición de azufre.

En cuanto a las verduras, hay que comprarlas frescas siempre que sea posible, y cuando no se las consiga frescas, congeladas. Además de todo lo que nos viene enseguida a la mente al pensar en verduras (lechuga, zanahorias, apio, judías verdes, coles, calabacines, berenjenas, calabaza, setas y champiñones, cebollas y tantas otras), hay que tener en cuenta otras no tan conocidas pero que empiezan ya desde hace algunos años a frecuentar los mercados, como la col china, de forma parecida a la acelga, con unas pencas muy anchas, y de sabor más delicado que la col común, ideal para ensaladas (deliciosa con un aderezo de yogur y eneldo) y muy sabrosa guisada: las algas (hiziki, nori, kombu, wakame) que se encuentran en las tiendas naturistas y macrobióticas; los brotes (generalmente de soja, pero que también se pueden preparar con judías azuki, lentejas, rábanos, alfalfa, trigo, etc.), que pueden integrar ensaladas o, salteados, servir de acompañamiento a otros platos.

No nos olvidemos de las nueces y semillas, que se han de comer crudas y en pequeña cantidad, ya que son verdaderos concentrados de proteínas. Claro que al decir «nueces» nos referimos también a almendras, avellanas, pistachos, nueces de Cajú, coco, y hemos de insistir en que todos estos productos se deben consumir crudos, ya que en este estado sus elementos nutritivos, *sumamente concentrados,* son totalmente aprovechables para el organismo humano. Siendo fuente de proteínas (aminoácidos de alta calidad) y calcio, no dejan residuos tóxicos en el cuerpo, al contrario de lo que sucede con los productos lácteos y cárnicos. Hay que recordar, sin embargo, que en cuanto fuente de proteínas las nueces son más difíciles de descomponer que la fruta y las verduras, debido a su elevada concentración. *Hay que evitar comerlas en exceso, y jamás comerlas tostadas,* ya que una vez sometidas a este proceso son enormemente acidificantes. Las nueces crudas son una fuente excelente de aceites naturales. Cuando se incluyen frutos secos en una comida, no hay que comer ningún otro alimento concentrado.

Las mismas observaciones valen para las semillas, entre las que son bien conocidas las de girasol, amapola, calabaza y sésamo.

Una costumbre que afortunadamente se va extendiendo es

la de abandonar el pan de harina blanca (es decir, desvitaliza-
da y desprovista de fibra, de minerales y de vitaminas del complejo B) y reemplazarlo por panes elaborados con harina de
uno o más cereales enteros, o con cereales germinados, y que
en ocasiones cuentan con el agregado de harina de soja y semillas de sésamo. Naturalmente, también se elegirán cereales
enteros y harinas integrales para cualquier tipo de preparación
que se desee hacer en casa, lo mismo que para galletas y pastas.
Y conviene recordar que, aquí también, es la demanda lo que
poco a poco va creando la oferta.

Respecto de las legumbres (lentejas, garbanzos, judías diversas, entre ellas las azuki, guisantes partidos, etc.) se ha de
recordar que son alimentos concentrados y cuidar de no combinarlos con otros que también lo sean.

En lo tocante a carne y pescado, y puesto que se han de
evitar siempre las grasas saturadas, el cerdo es la carne *menos
deseable*, seguida por el buey y el pato, en este orden. No se
recomienda ninguna carne ni pescado salado ni curado
(*frankfurters*, embutidos, pescado ahumado), y siempre que sea
posible se ha de comprar carne que *no* provenga de animales
de criadero.

Con los aceites, se cuidará de que no sean refinados, sino
sólo prensados en frío, y con los aderezos preparados para
ensalada, hay que asegurarse de que no contengan azúcar, vinagre ni aditivos. Las hierbas aromáticas, recogidas personalmente en el campo o compradas en una herboristería de confianza, mejor que envasadas, se pueden usar para realzar y
variar el sabor y aroma de las comidas.

Capítulo 5
La ensalada como plato inicial

Uno de los aspectos más novedosos e interesantes de esta manera de bajar de peso y estar bien es hacer de la ensalada el plato principal. Se trata de un recurso cómodo y conveniente de tener a mano. Las personas con quienes hemos trabajado en forma directa lo han incorporado fácilmente a su estilo de vida, con grandes beneficios.

Como plato principal, una ensalada puede satisfacer muchísimo, y una vez entendido lo fácil que es prepararla comenzará a resultar, además, divertida. La idea básica para la preparación de este tipo de ensaladas es que, con un poco de ingenio, todos los ingredientes que entran en una comida pueden formar parte de una gran ensalada, bien combinada y con alto contenido acuoso. Esta idea significa que la mayor proporción de lo que se ingiere son verduras, frescas y vivas... y eso es su mayor ventaja. No importa qué sea lo que se agregue a las ensaladas; la mayor parte de la comida seguirán siendo alimentos *vivos*. Y lo que se le haya agregado se descompondrá más fácilmente en el organismo, y será digerido con más rapidez gracias a estar adecuadamente combinado y a la presencia de todas esas verduras crudas.

Desde hace años hemos estado estudiando y perfeccionando

por lo menos una veintena de ensaladas, pensadas como plato principal, y se nos siguen ocurriendo otras nuevas. Ésta es una de las ventajas que tiene esta idea, que sus posibilidades son variadísimas. En las páginas siguientes encontrarás, incluidas en la muestra de menús, algunas que se cuentan entre nuestras preferidas, y que pueden servir como base para que puedas combinar, en el mismo estilo, otras ensaladas abundantes, nutritivas y sabrosas que pueden desempeñar perfectamente el papel de plato principal. Atención, pues, a la Ensalada de arroz estilo Mediterráneo (pág. 227) y a la Ensalada de pollo al curry (pág. 234), ¡y a inspirarte en ellas! Mientras no las hayas comido, no sabrás realmente lo que puede ser una ensalada.

Otra ventaja de este tipo de comidas es que su preparación requiere muy poco esfuerzo, y sin embargo, desde el punto de vista del peso y de la salud, sus resultados son excelentes. Y por si fuera poco, una ensalada como plato principal siempre resulta barata. Te asombrará el poco gasto con que puedes alimentarte, alimentar a tu familia y quedar bien con tus amigos, adoptando este sistema. Además, son ensaladas que en general se pueden guardar de un día para el otro si queda algún resto... cosa bastante rara.

Durante el mes de antidieta, que te permitirá bajar de peso y sentirte bien al punto de que decidas convertirla en tu estilo de vida, las ensaladas como plato principal serán una parte vital de tus comidas. Por eso incluimos dos de ellas en la muestra de menús para una semana: están pensadas para ayudarte a perder peso y a sentirte bien, rápida y cómodamente. Saca partido de ellas y disfrútalas. Son fáciles de hacer, y lo que te resultará más gratificante es que te levantarás siempre de la mesa sintiéndote completamente satisfecho. **RECUERDA QUE PUEDES SUSTITUIR CASI CUALQUIER COSA POR UNA ENSALADA COMO PLATO PRINCIPAL; TAMBIÉN PUEDES SUSTITUIR CUALQUIERA DE ESTAS ENSALADAS POR OTRA.**

Capítulo 6
Orientaciones para un estilo de vida

- Recuerda que esta muestra de menús no es más que un ejemplo de cómo se puede comer de acuerdo con los principios. En las recetas puedes cambiar los ingredientes, si prefieres otros, o bien prescindir de los que no te gusten. No siempre se especifican las cantidades, porque lo que recomendamos es que cada uno coma lo que necesite hasta quedar satisfecho. Hemos confeccionado menús ideales sin dejar por ello de estar seguros de que tu período de transición será tan placentero como lo fue para nosotros el nuestro. Los estupendos resultados que, como bien sabemos, alcanzarás sin dejar por eso de disfrutar de la comida, nos dan la seguridad de que *no será frecuente* que quieras volver a un estilo de vida menos saludable.
- Siempre que puedas, usa fruta y verduras frescas, y cuando no dispongas de ellas, prefiere los congelados (es decir, conservados sin azúcar ni salsas).
- En la sección siguiente, las recetas están pensadas para la alimentación de una familia, no solamente para quienes desean bajar de peso. Muchas han sido probadas con niños.
- **EN CUALQUIER OCASIÓN PUEDES SUSTITUIR EL MENÚ QUE SUGERIMOS (O QUE TÚ TE HAYAS OR-**

GANIZADO) PARA LA CENA POR UNA ENSALADA COMO PLATO PRINCIPAL.

- Si tienes hambre, puedes comer fruta tres horas después del almuerzo.
- Si tienes hambre, puedes comer fruta tres horas después de la cena.
- Usa aderezos y condimentos preparados que no lleven aditivos ni conservantes químicos, ni azúcar, ni glutamato, pues éstos sólo *agregan* toxinas al cuerpo.
- En los aderezos para ensaladas, evita el vinagre. Es un fermento que suspende la digestión salival y retarda la digestión de los almidones (carbohidratos). Sustitúyelo por zumo de limón.
- Evita el consumo excesivo de ajo y cebollas crudas, que pervierten las papilas gustativas y son causa de que a uno le apetezcan las comidas pesadas.
- No consumas más que pan hecho con harina integral.
- Cualquier almuerzo puede ser sustituido por fruta fresca o por una ensalada de fruta fresca (sin azúcar).
- Si restringes el consumo de productos lácteos, recuerda que las nueces crudas son una abundante fuente de calcio, especialmente indicadas para las mujeres que quieran contrarrestar la pérdida de calcio normal al comienzo del ciclo menstrual.
- No hay inconveniente en que sustituyas los productos indicados por los que tú elijas. Prefiere los productos regionales frescos a los congelados. El programa es flexible para dar cabida a las diferentes disponibilidades debidas a razones geográficas. **MIENTRAS SE SIGAN RESPETANDO LOS PRINCIPIOS, CUALQUIER VARIACIÓN ES ACEPTABLE Y DARÁ RESULTADO**.
- Siempre puedes hacer una comida más liviana de lo que está indicado, pero procura abstenerte de hacerlas más pesadas. Pero, si siempre las haces más livianas, es posible que

el proceso de desintoxicación se acelere, con lo que corres el riesgo de sufrir cierta incomodidad, de manera que procura atenerte lo mejor posible a lo que sugerimos.

- Los tiempos de preparación aproximados para cada receta incluyen el tiempo de cocción.

¡NO COMAS EN EXCESO!

Aun los alimentos de más calidad y más nutritivos se echarán a perder en tu organismo si los comes en exceso, de manera que NO LO HAGAS. Si tienes tendencia a comer en exceso, te será útil entender cuáles son las razones fisiológicas que lo explican. Dejando de lado las causas psicológicas, hay dos razones fisiológicas principales para el hábito de comer demasiado. Es importante conocerlas, ya que en ocasiones son más fáciles de tratar y corregir que las causas psicológicas. Además, es frecuente que tras haberlas modificado se puedan corregir más fácilmente las causas psicológicas.

Una de las razones por las que con frecuencia comemos excesivamente es que nuestro cuerpo no absorbe sustancias nutritivas. Éstas son absorbidas por los intestinos, pero, si las diminutas cilias o filamentos que se encargan de la absorción están obstruidos, por mucho que comamos, nuestro cuerpo no estará bien nutrido. La cilias pueden quedar fácilmente obstruidas por los productos de desecho de los alimentos que el cuerpo es incapaz de metabolizar y utilizar eficazmente. Cuando, como resultado de tal obstrucción, se paraliza la absorción de sustancias nutritivas, el cuerpo manda una señal de alarma, anunciando que no lo han alimentado, y por más que hayamos acabado de comer, sentimos deseos de comer más.

Otra razón que lleva a comer en exceso es el consumo de alimentos no nutritivos, como las habituales conservas de mala calidad, los cereales procesados para niños (y adultos), y otras comidas excesivamente procesadas. También en este caso el cuerpo da la señal de alarma y pide más comida, porque, **DES-DE EL PUNTO DE VISTA NUTRITIVO,** está literalmente muriéndose de hambre. No hay mejor manera de estar mal nutrido que comer un exceso de alimentos procesados y conservas. Un cuerpo mal nutrido no dejará de clamar para que lo alimenten, aunque el individuo esté comiendo en grandes cantidades. Si esas grandes cantidades corresponden a conservas, embutidos y otros alimentos desnaturalizados y excesivamente procesados, el cuerpo siente que se va muriendo lentamente de hambre. Se podría decir que la razón de que más del 60 por ciento de la población de Estados Unidos esté excedida de peso es que en aquel país la gente come demasiado, al tiempo que se va muriendo poco a poco de hambre gracias a los alimentos industrializados y desnaturalizados típicos de los norteamericanos.

Este nuevo estilo de vida te ayudará a enfrentar esas dos causas del comer en exceso. La gran cantidad de alimentos con elevado contenido de agua ayudará a limpiar los intestinos y a desatascar las cilias, de modo que el cuerpo podrá empezar a absorber sustancias nutritivas. Como en este programa no se incluyen más que alimentos sanos y frescos, altamente nutritivos, tu cuerpo empezará a sentirse nutrido por los alimentos que ingiere. En pocas palabras, ya no necesitará sonar la señal de alarma pidiendo más comida, puesto que recibirá regularmente toda la que necesita para una limpieza y una nutrición adecuadas.

Si en un primer momento sigues sintiendo necesidad de comer en exceso, no te inquietes. Continúa con el programa y deja que tu cuerpo se depure. Come frutas frescas y jugosas y verduras crudas cuando sientas la tentación de comer demasiado. Las verduras crudas te serán especialmente útiles. Si continúas comiendo estos alimentos, rebosantes de sustancias nutritivas, la base fisiológica del hábito de comer en exceso desaparecerá y, finalmente, como muchos otros, podrás decir con satisfacción:

«Hubo un tiempo en que yo solía comer demasiado.»

Tercera parte

UNA SEMANA DE MUESTRA

Día uno: Lunes

Desayuno

Siempre el mismo: zumo de frutas recién exprimidas, la cantidad que desees (hasta 400 g); fruta fresca y jugosa en cantidad satisfactoria, o una ensalada de frutas; plátanos cuando estés especialmente hambriento.

A veces es más cómodo ir espaciando el consumo de fruta a lo largo de la mañana.

Comida

Zumo de fruta fresca o de zanahoria fresca (100-200 g), si lo deseas.

Ensalada energética, con el agregado de cualquier verdura que puedas preferir, aliñada con Aderezo ligero, o bien el Rey de los sándwiches con bastoncitos de pepino o de apio.

Cena

Cóctel de zumo de verduras frescas.
Sopa crema de coliflor.
Patatas en canoa, o bien Pollo asado fácil.
Judías verdes al ajo.
Ensalada verde a la francesa.

ENSALADA ENERGÉTICA
15 min.

> 3 tazas de lechuga (puede ser de diversas variedades, romana,
> francesa, etc., o de una sola), lavada y seca, en trozos peque-
> ños
> 1 taza de espinacas crudas picadas gruesas (optativo)
> 1 pepino pequeño, pelado y cortado en rodajas
> 1 tomate mediano, cortado en dados o en rodajas
> 1-2 tazas de brotes de soja, alfalfa, lentejas u otras semillas (o
> cualquier combinación de semillas)
> Cualquier verdura cruda que desees agregar: zanahorias, apio,
> champiñones, col blanca o roja, rábanos, remolachas, cala-
> bacines, coliflor, brécoles o cualquier otra (optativo)
> $^1/_4$ taza de olivas, o bien varias rodajas de aguacate (optativo)
> $^1/_2$ taza de judías, o bien $^1/_4$ taza de semillas crudas de girasol o
> de sésamo (optativo)

En una ensaladera grande, combina todos los ingredientes. Agrega de $^1/_4$ a $^1/_3$ taza de Aderezo ligero (receta siguiente) o cualquier otro que prefieras. Mezcla bien. Con esta ensalada puedes ser tan flexible como desees y variar las cantidades de cualquier ingrediente según las preferencias. Los tomates y pepinos son importantes y útiles porque su gran contenido de agua ayudará a digerir las verduras más fibrosas. *1-2 porciones.*

ADEREZO LIGERO
5 min.

> 1 diente de ajo partido por la mitad
> 3 cucharadas de aceite de oliva, de cártamo (en tiendas dietéti-
> cas), o de girasol sin refinar

1 cucharada de zumo de limón fresco
¹/₄ cucharada de sal marina, sal con sabor o sustituto de sal, que
no contenga glutamato ni otros aditivos
Pimienta negra recién molida (optativo)

Pon todos los ingredientes en una taza y déjalos reposar durante 15 minutos o más, para que el ajo aromatice el aceite. Pincha el ajo con un tenedor y con él bate todos los ingredientes. Retira el ajo, vierte el aderezo sobre la ensalada y mezcla bien. *1 porción grande o 2 pequeñas.*

EL REY DE LOS SÁNDWICHES
5 min.

Por definición, el sándwich típico combina una proteína con un carbohidrato y, por consiguiente, desperdicia gran cantidad de energía digestiva. Los sándwiches bien combinados, hechos con pan de cereales integrales y rellenos de tomates, aguacates y pepinos con lechuga o diversos brotes, son deliciosos y proporcionan abundante energía. Siempre es mejor tostar ligeramente el pan, porque de esa manera el gluten resultará más digerible; puedes usar cualquier condimento que desees para que el bocadillo sea más gustoso. Si lo haces con tomate, pero no lo vas a comer enseguida, debes poner una capa de lechuga o de brotes entre el tomate y el pan para que este último no se humedezca.

Detengámonos un momento a considerar mejor qué es el aguacate. No hay por qué privarse de este alimento tan peculiar como delicioso. Su reputación de que «engorda» carece de fundamento, puesto que se trata de una grasa natural, que el cuerpo humano puede digerir con gran facilidad, siempre y cuando esté adecuadamente combinada. El aguacate combina bien con los almidones, tales como el pan o las patatas, con todas las verduras crudas o cocidas, y con frutas como las papayas, mangos, plátanos y naranjas. Mezclado con estas frutas y pasado por la licuadora es un estupendo alimento natural para bebés. Incluso he visto aderezar patatas al horno con aguacate, en vez de crema ácida o mantequilla.

El aguacate está maduro cuando cede ligeramente a la presión del pulgar. Si está demasiado blando, sus aceites se habrán tornado rancios, de manera que no hay que comprar los que están muy blandos por más que su precio sea menor. La mejor manera de abrir un aguacate es cortarlo por la mitad a lo largo, sacar el hueso y retirar la carne con una cuchara. También se lo puede cortar en rodajas y pelarlas por separado. Si se lo quiere preparar en puré, pero no se lo va a usar de inmediato, hay que dejar el hueso en el mismo tazón o agregarle un poco de zumo de limón para que el puré no se oscurezca, taparlo bien y ponerlo en el refrigerador. Si se guarda un aguacate cortado hay que envolverlo bien en plástico, con el hueso dentro, para que no se oscurezca.

El aguacate es realmente exquisito, y no es raro que cuando la gente descubre que *puede* comerlo en la antidieta, se exceda y quiera comerse varios por día. Recomendamos que *no se coma más de un aguacate por día* (y mejor medio) y por persona, porque mientras no se ha acostumbrado uno a incluirlo en la dieta, es fácil excederse. Otro punto importante referente al aguacate es que, por más que botánicamente sea una fruta, *no* se lo ha de combinar con proteínas, porque inhibe la digestión de éstas. Recordemos que se los puede combinar con almidones, como el *pan, para hacer un sándwich, o con arroz, en una ensalada.* Es importante señalar que cualquier vinculación que se establezca entre el aguacate y el aumento de nivel de colesterol está *totalmente infundada.* El colesterol que debe preocuparnos, y con razón, *sólo se encuentra en los productos animales, jamás* en el reino vegetal. En momentos en que muchas prestigiosas organizaciones sanitarias, como el Instituto Nacional de la Salud y la American Heart Association, en Estados Unidos, subrayan enérgicamente la extrema importancia de disminuir el colesterol en la dieta para reducir las afecciones cardíacas, eso es precisamente lo que se consigue con el plan de comidas de la **ANTIDIETA**... ¡y con *ayuda* de los aguacates!

2 rebanadas de pan integral ligeramente tostado
2 o 3 rodajas gruesas de tomate
3 o 4 rodajas de pepino, cortadas a lo largo
Varias rodajas de aguacate
Lechuga o brotes
Mayonesa, mostaza o mantequilla

Para hacer el sándwich, para una persona, usa el pan, los condimentos y varias rodajas gruesas de aguacate, tomate y pepino, *solas o en cualquier combinación,* coronadas por un generoso puñado de brotes de alfalfa, con o sin el agregado de lechuga. Cuida de no comer más de uno de estos sándwiches por día.

CÓCTEL DE ZUMO DE VERDURAS FRESCAS
10 min.

He aquí un factor más que se suma a la eficacia del programa. Puedes tomar este cóctel cualquier día que te apetezca, antes de la comida o la cena. Bébelo lentamente, y deja transcurrir 10 minutos antes de comer.

8 zanahorias grandes
1 tallo de apio
$1/_4$ remolacha pequeña
1 tomate mediano
1 pimiento pequeño, rojo o verde
1 puñado pequeño de espinacas o perejil fresco

Las zanahorias y el apio son la base del cóctel. Puedes agregar cualquier otra verdura, pero aproximadamente la mitad o los $^2/_3$ del zumo es *siempre* zanahoria. Córtales los extremos, que son amargos, pero no es necesario que las peles. Quita las hojas al apio y pasa todas las verduras por el exprimidor. *La medida alcanza, con abundancia, para una persona.*

SOPA DE COLIFLOR
35 min.

> *2 cucharadas de mantequilla*
> *1 cucharada de aceite de oliva*
> *1 cebolla mediana, picada gruesa*
> *6-8 cebolletas picadas (o chalotes)*
> *1 diente de ajo picado fino*
> *2 tallos de apio picados*
> *2 coliflores medianas, sin el tronco central duro, y picadas gruesas*
> *$^1/_2$ cucharadita de sal marina*
> *$^1/_2$ cucharadita de polvo de curry (optativo)*
> *$^1/_8$ cucharadita de pimienta negra recién molida*
> *$^1/_2$ cucharadita de tomillo seco* **
> *1 cucharadita de albahaca seca*
> *1 cucharadita de mejorana seca*
> *6 tazas de agua*

* Ni en ésta ni en la mayoría de las recetas que siguen recomiendo hierbas frescas. Cocinar con hierbas frescas cambia considerablemente la receta, y la variación entre hierbas secas y frescas difiere con cada hierba. Además, en casi todas partes, la temporada de las hierbas frescas es breve, en tanto que secas se las encuentra fácilmente durante todo el año. Para que las recetas sean simples y fáciles de preparar para hombres y mujeres que trabajan, prefiero evitar la complicación de las hierbas frescas. En algunos casos, cuando las recomiende, indicaré específicamente la cantidad.

> *2 cucharadas de miso blanco (se compra en las tiendas macro-*
>   *bióticas y es preferible al caldo de verduras porque no oscu-*
>   *rece la sopa)*
> *$^1/_8$ cucharadita de nuez moscada recién molida (optativo)*

Derrite la mantequilla en una olla de hierro grande y pesada. Agrega el aceite, la cebolla, las cebolletas y el ajo. Agrega el apio y la coliflor. Añade los condimentos, mezcla bien todo y cuécelo con la olla destapada, a fuego mediano y revolviendo con frecuencia, durante varios minutos. Agrega el agua y el miso, y cuando rompa el hervor déjalo cocer muy lentamente, tapado, con fuego mediano, durante unos 15 minutos o hasta que la coliflor esté blanda. Destapa, deja enfriar un poco y pásalo por la licuadora en porciones pequeñas hasta que se forme un puré suave y cremoso. Vuelve a calentarlo agregándole nuez moscada, si lo deseas. *4 porciones.*

PATATAS EN CANOA
1 hora 20 min.

Si te gustaban aquellas tan mal combinadas patatas al horno rellenas con queso, aquí tienes una alternativa estupenda.

> *2 patatas rojas, grandes*
> *$^1/_2$ kg de calabacines (aproximadamente de $^1/_2$ a $^3/_4$ de taza)*
> *$^1/_4$ de taza de mantequilla derretida*
> *$^1/_4$ de cucharadita de comino (optativo)*
> *1 cucharadita de sal marina, o sustituto de sal*
> *Paprika dulce*
> *2 cucharaditas (de las de té) de mantequilla derretida*

Hornea las patatas en el horno precalentado a 200 °C, durante unos 60 minutos. Mientras tanto, pela los calabacines, córtalos en cubos pequeños y cocínalos al vapor, sobre agua hirviendo, durante 15 minutos, hasta que estén muy tiernos.

Deja enfriar un poco las patatas, córtalas por la mitad mientras aún están tibias y con una cuchara separa lentamente la pulpa de la piel, con cuidado de no romper la piel.

Con el pasapurés mezcla los calabacines, la pulpa de las patatas, $^{1}/_{4}$ de taza de mantequilla derretida, el comino y la sal marina, hasta obtener un puré cremoso.

Rellena las cáscaras de las patatas con la mezcla, formando un montoncito, pinta con las dos cucharaditas de mantequilla derretida y espolvorea con paprika. Pon a gratinar en el horno durante 10 minutos, hasta que estén ligeramente doradas. Según el tamaño de las patatas, *alcanza para 2 a 4 raciones.*

POLLO ASADO FÁCIL
55 min.

> *1 pollo pequeño*
> *Pimienta negra recién molida*
> *Sal marina*

Precalienta el horno a 220 ºC. Condimenta el pollo con la sal marina y pimienta, por dentro y por fuera. Ásalo en el horno durante 45 a 55 minutos, bañándolo frecuentemente con su propio jugo. Cuando esté listo, el pollo se verá de un marrón dorado y muy jugoso, y las patas se podrán mover fácilmente.

JUDÍAS VERDES AL AJO
40 min.

> *2 cucharadas de aceite de oliva*
> *1 cucharadita de ajo picado*

4 tazas de judías verdes, frescas o congeladas, cortadas en trozos
  de 2-3 cm, o en juliana
$^1/_2$ cucharadita de tomillo seco
$^1/_2$ cucharadita de sal marina, sal con sabor o sustituto de sal
Pimienta negra recién molida
2 tazas de caldo de verduras
El zumo de un limón

Calienta el aceite en una cacerola grande y pesada. Agrega el ajo y las judías y saltéalos a fuego fuerte para ablandar las judías, moviendo con frecuencia el recipiente para que no se quemen. Agrega el tomillo, la sal marina y la pimienta, a gusto. Añade el caldo de verduras y cuando hierva cubre bien, reduce el fuego al mínimo y deja cocer suavemente durante 20 a 30 minutos, o hasta que las judías se noten tiernas al pincharlas con la punta de un cuchillo. Si es necesario, agrega más agua. Si son congeladas, las judías necesitarán sólo la mitad de tiempo. Agrega el zumo de limón y revuelve bien. *2 porciones.*

ENSALADA VERDE A LA FRANCESA
40 min.

1 lechuga
3 cucharadas de aceite de oliva
1 cucharada de zumo de limón fresco
$^1/_4$ a $^1/_2$ cucharadita de sal marina, o sustituto de sal
Pimienta negra recién molida

Lava y seca bien la lechuga. Trocéala quitándole el centro duro. En una ensaladera grande, agrégale el aceite y revuelve bien. Agrega zumo de limón, la sal marina y la pimienta, a gusto, y mueve suavemente para que la lechuga no se marchite. *2 porciones.*

Día dos: Martes

Día de ensalada como plato único

Un par de veces por semana, la antidieta incluye un día de ensalada como plato único. En el desayuno y la comida se toma fruta, y cualquier zumo de fruta fresca que se desee, y por la noche hay una ensalada como plato único. Recuerda que el tomate, el aguacate y el pepino son frutos más que verduras, de modo que se los puede incluir en la fruta que se ha de comer durante el día. Si te preparas para el almuerzo la Bandeja de aguatope (aguacate, tomate, pepino; un nombre muy indicativo de su alto contenido en agua), calcula dos horas para la digestión del aguacate antes de comer ninguna otra fruta. El tomate y el pepino mezclados no necesitan un tiempo de digestión adicional. También puedes comer verduras crudas, apio y zanahorias, digamos, pero deja pasar un par de horas antes de volver a comer fruta, lo mismo que con el aguacate. Las verduras crudas sin demasiado aderezo, al ser de alto contenido acuoso, no se demorarán mucho en el estómago.

Desayuno
Lo mismo que el primer día.

Comida
Sigue comiendo fruta, o bien prepárate la Bandeja de aguatope.

Cena

Cóctel de zumo de verduras frescas, o bien una papaya,
o rodajas de piña fresca.
Ensalada de arroz estilo Mediterráneo.

BANDEJA DE AGUATOPE
5 min.

1 o 2 tomates medianos, en rodajas
1 pepino pequeño, pelado y cortado en rodajas
$^1/_2$ aguacate grande, pelado y cortado en rodajas
Zumo de limón y sal marina

Acomoda todo sobre la bandeja, rocía con zumo de limón y condimenta con sal. *1 porción.*

ENSALADA DE ARROZ
30-60 min.
Tipo mediterráneo (según el arroz que se use)

1 taza de arroz integral de grano largo (o de arroz basmati si lo
consigues en tiendas de productos orientales)
1 cucharada de aceite de oliva
4 calabacines medianos, cortados en rodajas de $^1/_2$ cm
1-2 cucharadas de agua
1 cucharadita de albahaca seca
1 cucharadita de orégano seco
4 tazas de lechuga, de una o más variedades, según prefieras
2 tazas de espinacas picadas gruesas
1 taza de brotes de alfalfa
$^1/_2$ taza de aceitunas rellenas, en rodajas

La preparación del arroz dependerá del tipo que utilices. En cualquier tienda de productos naturales te informarán sobre el tiempo de cocción y la cantidad de agua que has de utilizar.

Preparación de los calabacines
Calienta el aceite en una sartén grande. Agrega las rodajas de calabacín y remuévelas en el aceite. Rocía con agua y sigue removiendo durante algunos minutos, hasta que los calabacines tomen un color más brillante. Agrega la albahaca y el orégano, remueve suavemente y retira del fuego.

ADEREZO DE HIERBAS CON AJO

1 diente de ajo picado fino o aplastado
5 cucharadas de aceite de oliva
2 cucharadas de zumo de limón o de lima, fresco
$1/_2$ cucharadita de mejorana seca
$1/_4$ cucharadita de menta seca
$1/_2$ cucharadita de tomillo seco
$1/_4$ cucharadita de estragón seco
$1/_2$ cucharadita de sal marina, con sabor o sustituto de sal
Pimienta negra recién molida

Preparación del aderezo
Coloca todos los ingredientes en un tazón y bate con tenedor o batidor de mano, o combínalos en una licuadora.

Organización de la ensalada
Lava y seca la lechuga, trocéala y combínala en una ensaladera grande con la espinaca y los brotes. Agrega el arroz, los calabacines, las olivas y el aderezo. Remueve bien para combinar todos los sabores. *2 porciones.*

Recuerda que si tienes hambre, lo mejor es que comas alguna fruta por lo menos tres horas después de la cena, ya que el contenido adicional de agua ayudará a la eliminación el día siguiente.

Día tres: Miércoles

Desayuno
Lo mismo que el primer día.

Comida
Zumo de frutas frescas o de zanahorias (optativo)
Pepino con nueces, o Ensalada energética
con queso crema, si lo deseas

Cena
Cóctel de zumo de verduras frescas
Guisado para dos
Ensalada César
Col al curry

PEPINO CON FRUTOS SECOS: 2 min.

$1/_2$-1 taza de almendras, avellanas, pistachos o nueces del Brasil,
crudas
1 pepino mediano, pelado y cortado en bastoncitos.

Los frutos secos deben estar crudos. Si han sido tostados, el organismo no puede sacar partido de ellos, ya que son tóxicos. Tal vez este plato *no dé* la impresión de ser un gran almuerzo, pero es una comida que satisface mucho y que lleva su tiempo para comerla, ya que debe ser muy bien masticada. Los sabores se complementan *muy* bien, y la combinación nutritiva es impecable. Ésta es la manera *perfecta* de comer frutos secos.

GUISADO PARA DOS
40 min.

8 patatas nuevas pequeñas
3 zanahorias grandes
2-3 cucharadas de mantequilla
1 cebolla pequeña picada
1 tallo de apio picado
*4 tallos de brécol, sin las flores, cortados en trozos de poco más de
    1 cm*
2 calabacines pequeños en rodajas
1 taza de habas (optativo)
$^1/_2$ taza de guisantes (optativo)
$^1/_4$ cucharadita de semillas de apio
$^1/_4$ cucharadita de salvia seca
$^1/_4$ cucharadita de mejorana seca
$^1/_2$ cucharadita de sal marina, o sustituto de sal
1-2 tazas de caldo de verduras

Pon las patatas y las zanahorias enteras a cocer al vapor, durante 15 minutos. Corta las zanahorias en rodajas de 1 cm, pela las patatas y córtalas en dados de 2 cm. Derrite la mantequilla en una sartén grande y pesada, agrega las patatas, las zanahorias, las cebollas, el apio, los brécoles, la sal y el caldo. Cuando comience a hervir, cúbrelos y deja cocer lentamente, tapado, durante 5 minutos. Agrega los calabacines y los guisantes y deja que hiervan suavemente durante 10 minutos, removiéndolos de vez en cuando, a los niños les encanta mojar tostadas de pan integral, untadas con mantequilla, en este delicioso guisado. *2 porciones.*

ENSALADA CÉSAR
15 min.

> *1 diente de ajo*
> *3 cucharadas de aceite de oliva*
> *1-2 cucharadas de zumo de limón fresco*
> *1 cucharadita de mostaza de Dijon*
> *1 hoja de nori (alga prensada que se consigue en las tiendas naturistas o macrobióticas) (optativo)*
> *$^1/_4$ cucharadita de sal marina*
> *1 lechuga romana pequeña*
> *1 taza de croûtons al ajo (ver receta)*
> *Pimienta negra recién molida*

Pon el ajo en un tazón grande y aplástalo con el tenedor. Agrega el aceite y bátelo vivamente. Retira el ajo. Agrega zumo de limón y mostaza, mezclando todo con el tenedor. Tuesta la hoja de nori sobre el quemador de la cocina (de gas o eléctrica) durante 1 o 2 segundos de cada lado, hasta que de negra se torne verde, desmenúzala y agrégala al aderezo. Añádele la sal y bátelo bien. Lava la lechuga y sécala bien, trocéala y descarta las partes duras. Agrégala al tazón y mézclala bien con el aderezo. Agrégale los *croûtons* al ajo y pimienta a gusto y vuelve a removerla. *2 porciones.*

CROÛTONS AL AJO
10 min.

> *1 rebanada de pan integral*

2 cucharaditas de mantequilla
1 diente de ajo, aplastado o cortado en 2 o 3 pedazos

Corta el pan en cubitos. Derrite la mantequilla en una sartén pequeña y después agrégale el ajo, salteándolo rápidamente para aromatizar. Retira el ajo, agrega el pan y saltéalo, removiéndolo hasta que esté dorado y crujiente. Agrega los daditos de pan a ensaladas, sopas o platos de verduras.

COL AL CURRY
12 min.

1 cucharada de aceite de cártamo
2 cucharaditas de semillas de mostaza
1 cucharadita de cúrcuma
1 cebolla blanca pequeña, cortada en cuartos y en rodajas finas
1 col pequeña, cortada fina después de haberle quitado el centro duro
$^{1}/_{2}$ cucharadita de sal marina
2 cucharadas de zumo de lima o limón fresco

Calienta el aceite en una sartén grande, agrega las semillas de mostaza y la cúrcuma y cuécelas un momento a fuego fuerte. Agrega la cebolla y saltéala durante varios minutos, removiendo con frecuencia. Añade la col y la sal, mezcla bien y cuece, sin tapar, a fuego mediano, revolviendo continuamente, hasta que la col empiece a ablandarse. Rocía con zumo de limón o de lima. *3-4 porciones.*

Día cuatro: jueves

Día de ensalada como plato único

Desayuno
Lo mismo que el primer día.

Comida
Sigue todo el día con fruta y zumos, o puedes prepararte la Bandeja de aguatope.

Cena
Cóctel de zumo de verduras frescas, o bien $^1/_2$ melón, o bien 1 pomelo entero.
Ensalada de pollo al curry.

ENSALADA DE POLLO AL CURRY
25 min. *(más el tiempo de preparación del pollo)*

4 tazas de lechuga, lavada, seca y partida en trozos pequeños
2 tazas de espinacas, picadas gruesas
$^1/_2$ taza de brotes de alfalfa
2 tazas de Pollo asado fácil, sin piel y desmenuzado, o de cualquier pollo cocido al vapor o a la parrilla
2 tazas de espárragos
$^1/_2$ taza de zanahorias en bastoncitos

Preparación de la ensalada

En una ensaladera grande, combina la lechuga, las espinacas y los brotes. Quita la parte dura de los espárragos y córtalos diagonalmente en trozos de 2 cm. Échalos en agua hirviendo y cuécelos 3 o 4 minutos, o hasta que se pongan de color verde brillante. Sácalos del agua hirviendo y ponlos inmediatamente en agua fría. Echa el agua hirviendo sobre las zanahorias y déjalas blanquear durante 1 o 2 minutos. Escúrrelas. Agrega el pollo, los espárragos y las zanahorias a la ensalada verde.

ADEREZO DE MAYONESA AL CURRY

2 cucharadas de aceite de oliva
1 cucharada de zumo de limón fresco
1-2 cucharadas de mayonesa
1 cucharadita de miel
$^1/_2$ cucharadita de polvo de curry
$^1/_2$ cucharadita de albahaca seca, o bien 2 cucharaditas de albahaca fresca picada
1 cucharadita de cebolletas o chalotes picadas
$^1/_4$ cucharadita de sal marina (optativo)
Pimienta negra recién molida

Preparación del aderezo

En un tazón pequeño, combina el aceite, el zumo de limón, la mayonesa y la miel. Bate hasta que esté cremoso. Agrega el curry, la albahaca, las cebolletas y la sal marina y vuelve a batir. Vierte sobre la ensalada, sazona con pimienta a gusto. *Alcanza para 1 porción muy abundante, o 2 de tamaño moderado.*

Día cinco: Viernes

Desayuno

Lo mismo que el primer día: zumo de frutas recién exprimidas, la cantidad que desees (hasta 400 g); fruta fresca y jugosa en cantidad satisfactoria, o una ensalada de frutas; plátanos cuando estés especialmente hambriento; o batido de frutas.

Comida

Fruta fresca o zumo de zanahorias (optativo).

El Rey de los sándwiches, o bien sándwich tostado de verduras con «chips» de maíz y tallos de apio (los «chips» de maíz son optativos). De vez en cuando está permitido comer «chips» de maíz con un sándwich.

Dos hidratos de carbono son una combinación aceptable, pero si lo único que se desea es comer algo crujiente con el bocadillo, es preferible que sustituya los «chips» por tallos de apio o bastoncitos de zanahorias, o bien por la Ensalada energética.

Cena

Sopa crema de coliflor y guisantes.
Filetes de pescado a la parrilla.
Ensalada verde a la francesa, o bien pepinos al eneldo.

BATIDO DE FRUTAS
5 min.

1 taza de zumo de naranja o manzana fresco

1 plátano

$^1/_4$ papaya (optativo), 1 manzana pelada y sin semillas, 1 melocotón, o 1 taza de fresas, o 1-2 tazas de cualquier fruta que apetezcas.

Pon el zumo y todas las frutas en la licuadora. *Alcanza para un batido grande o dos pequeños.*

SÁNDWICH TOSTADO DE VERDURAS
15 min.

Puedes prepararlo con uno de esos tostadores dobles metálicos, pesados, hechos de dos piezas articuladas entre las cuales se coloca el bocadillo y una doble manija larga que permite cerrarlos y ponerlos al fuego, de un lado y de otro, hasta que estén hechos, o bien envolviendo el bocadillo en papel de aluminio y colocándolo al fuego sobre un tostador común de pan.

1 taza de verduras mezcladas, cocidas al vapor (judías verdes, zanahorias y coliflor, por ejemplo)
1-2 cucharadas de mayonesa
$^1/_4$ cucharadita de sal marina
1 cucharada de mantequilla
2 rebanadas de pan integral
$^1/_2$ taza de brotes de alfalfa

Haz un puré con las verduras cocidas, la mayonesa y los condimentos. Unta el pan con la mantequilla. Haz un sándwich con las verduras, los brotes y las rebanadas de pan, con el lado enmantecado hacia afuera. Ponlo en el tostador, ciérralo y colócalo sobre el fuego fuerte, unos tres minutos de cada lado.

CREMA DE COLIFLOR Y GUISANTES
35 min.

5 tazas de agua
1 cebolla mediana, blanca, picada gruesa
1 tallo de apio picado
2 cebolletas (chalotes) picadas
1 coliflor mediana, sin las partes duras y cortadas en flores de
*   2,5 cm*
1 cucharadita de sal marina (optativo)
1 cucharada de miso blanco, o bien 1 pastilla de caldo de verdu-
*   ras*
2 tazas de guisantes frescos o congelados
1 cucharadita de eneldo seco, o bien 2 cucharadas de eneldo
*   fresco*
1 cucharada de perejil fresco picado
1 cucharadita de albahaca seca
$^1/_4$ cucharadita de salvia seca
2 cucharaditas de mantequilla
$^1/_2$ cucharadita de sal con sabor o sustituto de sal (optativo)

Haz hervir el agua en una olla grande. Agrega la cebolla, el apio, las cebolletas, la coliflor, la sal y el miso. Cuando vuelva a hervir deja cocer lentamente, tapado y a fuego bajo, durante 10 minutos. Agrega los guisantes, el eneldo, el perejil, la albahaca, y la salvia. Vuelve a tapar y deja hervir lentamente 10 minutos más. Destapa y enfría un poco. Pasa por la licuadora hasta que quede cremoso. Vuelve a calentar y añade la mantequilla, revolviendo bien. Rectifica el sabor, agregando sal si lo deseas. *3 porciones.*

NOTA: si deseas una sopa menos delicada, puedes reservar dos tazas de verduras enteras antes de hacer el puré, y agregarlas de nuevo a la sopa al recalentar.

FILETES DE PESCADO A LA PARRILLA
35 min.

2 rodajas de 250 g de pez espada, salmón, tiburón, atún o cualquier pescado adecuado para la parrilla
2 cucharadas de mantequilla derretida o aceite de oliva
1 toquecito de tabasco o de pimienta de cayena
$^1/_4$ cucharadita de sal marina
Pimienta negra recién molida (optativo)
1 cucharadita de zumo de limón fresco

Precalienta la parrilla. Lava y seca los bistecs de pescado. Mezcla todos los demás ingredientes en un tazón pequeño. Pinta ambos lados del pescado con la salsa, para que no se pegue, y disponlo en la parrilla, a 10 cm de la fuente de calor. Pinta frecuentemente los trozos de pescado con salsa; asa 3 a 4 minutos de cada lado. Los filetes de pescado deben quedar tiernos y húmedos, y se ha de cuidar de no recocerlos. *2 porciones.*

PEPINOS AL ENELDO
15 min.

1 pepino pelado, sin semillas y cortado en juliana
$^1/_2$ o $^3/_4$ taza de crema ácida o yogur natural, según el tamaño del pepino
2 cucharadas de zumo de limón fresco
1 cucharadita de cebolleta picada fina
2 cucharadas de eneldo fresco picado, o 1 cucharadita de eneldo seco
$^1/_4$ cucharadita de sal marina, sal con sabor o sustituto de sal

Combina todos los ingredientes y mezcla bien. Refrigera hasta el momento de usarlo. Sirve aparte como ensalada, o como salsa para el pescado a la parrilla. *2-4 porciones.*

Día seis: Sábado

Un día exclusivo de fruta para perder el máximo de peso

Este menú es para cuando lleves aproximadamente una quincena de antidieta, de cuyo plan de comidas esta semana constituye una muestra. Es decir, que hoy puedes repetir cualquiera de los menús ya probados, ensayar una combinación de varios, o jugar con tu inventiva para organizarte algo en la misma línea. Y dentro de una semana más o menos, ¡a probarlo! Para entonces, un día exclusivamente de fruta te resultará cómodo y te significará un verdadero aporte energético, porque ya estarás lo bastante desintoxicado para aprovecharlo. Dispón el día como más te guste, con una o dos comidas grandes solamente de fruta durante el día, después del zumo de la mañana (te será más fácil no comer más que fruta durante el día si a la mañana no tomas más que zumos frescos), o bien puedes ir comiendo pequeñas cantidades de frutas a intervalos regulares durante todo el día. Come solamente cuando tengas hambre. Como la fruta suministra al cuerpo el combustible que éste necesita sin gran gasto de energía, es posible que en realidad no tengas demasiada hambre, e indudablemente te sentirás ligero y revitalizado.

Desayuno
Zumo fresco

Comida
Fruta

Cena
Batido de dátiles o fresas, y más fruta, de 1 y $^1/_2$ a 2 horas des-
pués, si te apetece. Si lo prefieres puedes sustituir el batido
por una Bandeja de aguatope.

BATIDO DE DÁTILES O FRESAS
3 min.

1 taza de leche de almendras frescas (ver receta)
2 plátanos
6 dátiles deshuesados, o bien 6 fresas

Pon en la licuadora la leche de almendras y la fruta, hasta que
la mezcla esté espesa y cremosa. Si te gusta menos espeso, usa
1 $^1/_2$ plátanos. *1 porción grande.*

NOTA: Estos batidos son nutritivos y constituyen un sustituto
excelente de los helados o de las bebidas proteicas, como el
yogur. A los niños les encanta.

LECHE DE ALMENDRAS FRESCAS
10 min.

$^1/_4$ taza de almendras crudas
1 taza de agua fría
2 cucharaditas de miel (optativo)

Las leches de nueces y semillas se usaron durante siglos en
Europa y Asia. También las usaban los indios norteamericanos,

y aún hoy constituyen, en el mundo entero, un sustituto fácil-mente digerible de la leche de vaca. La leche preparada con almendras o semillas de sésamo es una fuente excelente de calcio fácil de asimilar, y además, ¡es deliciosa!

Blanquea las almendras echándolas en una sartén grande con 2-3 cm de agua hirviendo y dejándolas hervir durante unos 30 segundos, con lo que la piel se aflojará visiblemente. Escúrrelas y quítales la piel (con la presión de los dedos, la almendra saltará). Pon las almendras blanqueadas en la licua-dora, con una taza de agua fría, y hazla funcionar a gran velo-cidad durante 2 o 3 minutos, hasta que se forme una leche blanca y espesa. Si vas a beberla sola, cuélala en un colador fino. Si ha quedado mucha pulpa, es que no la has licuado el tiempo suficiente. Si vas a usar la leche en un batido, no hay necesidad de colarla.

Los batidos son ideales para terminar un día exclusivamen-te de fruta, pero no los recomendamos en ninguna ocasión en que se haya comido además alimentos cocidos.

Día siete: Domingo

Desayuno

Lo mismo que el primer día, o bien la ensalada de frutas que prefieras, o bien Ensalada de fresas y kiwi con Salsa de fruta.

Comida

Zumo de zanahoria o de fruta fresca (optativo).

Sopa campesina y la ensalada que gustes, con tu aderezo preferido, o bien sándwich tostado de coliflor.

Cena

Cóctel de zumo de verduras frescas.
Pastel de patatas.
Zanahorias dulces con albahaca.
Ensalada parisiense con espárragos.

ENSALADA DE FRESAS Y KIWI
10 min.

2 naranjas, peladas y cortadas en rodajas
2 tazas de fresas en rodajas
2 kiwis grandes, pelados y en rodajas
1 plátano pequeño en rodajas
1 cucharada de pasas de uva (optativo)

En una fuente pequeña dispón un lecho de rodajas de naranja. En un tazón grande, combina las fresas, el kiwi y el plátano. Agrega las pasas, mezcla suavemente y coloca todo sobre las naranjas. Prepara la Salsa de frutas (ver receta) y échala sobre la ensalada o sírvela como acompañamiento. *2 porciones.*

SALSA DE FRUTAS
3 min. cada una

Sugerimos aquí cinco salsas diferentes, pero las posibilidades son muchas más.

> *Preparar en licuadora:*
> 1) *$\frac{1}{2}$ papaya, $\frac{1}{4}$ taza de zumo de naranjas fresco, y $\frac{1}{4}$ de cucharadita de nuez moscada; o bien*
> 2) *1 plátano y 2 albaricoques; o bien*
> 3) *1 plátano y $\frac{1}{2}$ taza de fresas; o bien*
> 4) *$\frac{1}{2}$ taza de zumo de naranja o manzana, fresco, y 6 a 8 dátiles deshuesados; o bien*
> 5) *$\frac{1}{2}$ taza de dados de piña y 1 plátano*

Se sirve sobre la ensalada de frutas, o también acompañándola.

SOPA CAMPESINA
55 min.

> *9 tazas de agua*
> *1 cebolla blanca grande, picada gruesa*
> *2 dientes grandes de ajo, picados*
> *2 tallos de apio, picados gruesos*
> *2 tazas de calabaza en cubos*

1 coliflor pequeña, sin las partes duras y cortada en flores de 2,5
  cm
4 zanahorias medianas, peladas y cortadas en cubos de 1 cm
8 calabacines medianos, cortados en rodajas de $^{1}/_{2}$ cm
3 patatas medianas, peladas y cortadas en rodajas de $^{1}/_{2}$ cm
1 cabeza pequeña de col rizada, sin las partes duras y cortada
  fina
$^{1}/_{2}$ cucharadita de tomillo seco
$^{1}/_{2}$ cucharadita de albahaca seca
$^{1}/_{2}$ cucharadita de mejorana seca
2 cucharadas de miso blanco, o bien 2 cubitos de caldo de verduras
1 cucharadita de sal marina (optativo)
1 toque de canela
1 toque de nuez moscada
2 cucharadas de zumo de limón fresco

Hierve el agua en una olla grande y pesada. Agrega todos los
ingredientes, salvo el zumo de limón. Cuando retome el hervor, cuece a fuego bajo durante unos 30 minutos, removiendo
con frecuencia para deshacer la calabaza y espesar también el
caldo. Una vez terminada la cocción, agrega el zumo de limón.
Esta sopa se puede preparar en grandes cantidades, porque
puede guardarse muy bien. *8 porciones.*

SÁNDWICH TOSTADO DE COLIFLOR
20 min.

1 taza de coliflor, cocida al vapor
1 o 2 cucharadas de mayonesa
$^{1}/_{4}$ cucharadita de mostaza de Dijon (optativa)
$^{1}/_{4}$ cucharadita de sal marina, sal con sabor o sustituto de sal
1 cucharadita de apio picado (optativo)

2 rebanadas de pan integral
1 cucharada de mantequilla
¹/₂ taza de brotes de alfalfa, o lechuga cortada fina
1 cucharada de zanahorias ralladas

Aplasta la coliflor agregándole la mayonesa, la mostaza y la sal marina. Añade el apio y mezcla bien. Unta el pan con la mantequilla y esparce la mezcla de coliflor sobre el lado sin enmantecar del pan. Cubre con la lechuga o alfalfa y con la zanahoria. Cierra con la segunda rodaja de pan, dejando el lado enmantecado hacia afuera. Coloca el sándwich en el tostador y cuece a fuego fuerte aproximadamente durante 3 minutos de cada lado, hasta que el pan se dore.

PASTEL DE PATATAS
90 min.

Relleno:
¹/₂ taza de mantequilla
1 cebolla blanca mediana, picada fina
1 escalonia picada fina
1 taza de apio picado fino
¹/₄ taza de cebolletas, picadas finas
8 tazas de cubos de pan integral (1,5 cm), preferiblemente de varios días
2 cucharaditas de salvia molida
¹/₂ cucharadita de mejorana seca
¹/₂ cucharadita de tomillo seco
¹/₂ cucharadita de semillas de apio
¹/₄ cucharadita de paprika
¹/₂ cucharadita de sal marina
Pimienta negra recién molida
1 cucharada de perejil fresco picado

1 cubito de caldo de verduras
2 tazas de agua hirviendo

Cubierta de puré de patatas:
8 a 10 patatas pequeñas, peladas y cortadas en cubos (8 a 10
*   tazas)*
1 tallo de apio con hojas
1 hoja de laurel
1 diente grande de ajo
3 cucharadas de mantequilla
$1/_4$ taza de crema natural o batida
$1/_2$ cucharadita de sal marina, o sustituto de sal
Pimienta blanca recién molida

Pela las patatas y ponlas en una olla grande con agua fría, agregando el apio, el laurel y el ajo. Haz hervir, tapa y deja cocer a fuego lento durante 20 a 30 minutos o hasta que las patatas estén tiernas.

Mientras se cuecen, prepara el relleno. En una sartén grande y pesada, derrite la mantequilla. Agrega la cebolla, la escalonia, el apio y las cebolletas, y saltea hasta que las verduras empiecen a ablandarse. Añade los cubos de pan, la salvia, la mejorana, el tomillo, las semillas de apio, la paprika, la sal marina y la pimienta, y mezcla bien todo. Disuelve el cubo de caldo de verduras en 2 tazas de agua hirviendo, agrega al relleno y mezcla bien. Deja cocer cubierto, a fuego *muy* bajo y removiendo con frecuencia, durante 15 minutos.

Precalienta el horno a 220 ºC. Prepara el puré de patatas. En una sartén pequeña, derrite la mantequilla y agrega la crema. Calienta sin dejar que hierva. Quita la hoja de laurel y el ajo y muele las patatas hasta obtener un puré, mezclándole la crema y la mantequilla. Agrega la sal marina y la pimienta a gusto y bate bien.

Coloca el relleno en una fuente de horno, cubre con el

puré de patatas y hornea durante 35 a 45 minutos, o hasta que el puré haya formado una costra dorada. Prepara la salsa crema de setas (ver receta) mientras el pastel se cuece. *4-6 porciones.*

SALSA CREMA DE SETAS
30 min.

2 cucharadas de mantequilla
1 chalote picado
$^1/_2$ kilo de setas en rodajas
2 cucharadas de mantequilla
2 cucharadas de harina
1 $^1/_2$ tazas de caldo de verduras
2 cucharadas de crema natural o batida
$^1/_2$ cucharadita de sal marina
$^1/_4$ cucharadita de sal de ajo

En una sartén grande y pesada, derrite 2 cucharadas de mantequilla. Agrega el chalote y las setas, y saltéalos hasta que éstos estén blandos y hayan soltado un zumo marrón. Retíralos de la sartén con la espumadera y reserva el zumo en una taza.

En la misma sartén, derrite 2 cucharadas de mantequilla. Agrega la harina y remueve bien. Agrega el líquido de las setas y sigue removiendo a medida que se espesa. Sin dejar de revolver, agrega lentamente el caldo, disolviendo bien éste. Añade la crema, la sal y el ajo. Las setas se pueden volver a agregar a la salsa, o bien cubrir con ésta, sola, el pastel de patatas. *4-6 porciones.*

ZANAHORIAS DULCES CON ALBAHACA
25 min.

12 zanahorias medianas, peladas
3 cucharadas de mantequilla
2 cucharadas de miel de romero
1 o 2 cucharadas de albahaca fresca
$^1/_4$ cucharadita de sal marina

Corta las zanahorias en rodajas de 2 a 3 mm de espesor. Cuécelas al vapor, hasta que estén blandas pero no deshechas
(unos 10 minutos). Retira del fuego y deja aparte. (También
puedes preparar con anticipación las zanahorias y combinarlas
con los otros ingredientes inmediatamente antes de servir.) En
una sartén grande y pesada, derrite la mantequilla, agrega la
miel, las zanahorias, la albahaca y la sal marina. Remueve bien
para que las zanahorias queden totalmente bañadas por la salsa de mantequilla. *4-6 porciones.*

ENSALADA PARISIENSE CON ESPÁRRAGOS
12 min.

1 lechuga común
$^1/_2$ lechuga de hojas rojas
250 grs de espárragos

Preparación de la ensalada:
Lava la lechuga, sécala bien y pártela en trocitos, quitándole el
tronco duro del centro. Quita la parte dura de los espárragos y
échalos enteros en agua hirviendo, durante 3 a 5 minutos, o
hasta que estén de color verde brillante y tiernos, pero crujien-
tes. Retira del agua, escurre bien y córtalos en trozos de 3 a 4
cm. Combina con la lechuga.

ADEREZO FRANCÉS

3 cucharadas de aceite de oliva
1 cucharada de zumo de limón fresco
$\frac{1}{2}$ cucharadita de mostaza de Dijon
Sal marina (optativo)
1 diente de ajo partido por la mitad
Pimienta negra recién molida

Preparación del aderezo:
Pon el aceite, el zumo de limón, la mostaza y la sal marina, a gusto, en una taza. Pincha el ajo con un tenedor y bate con él el aderezo. Vierte sobre la ensalada, agrega la pimienta a gusto y remueve bien. *4 porciones.*

Conclusión

Durante los últimos quince años hemos hecho un enorme esfuerzo por perfeccionar este sistema. Es obvio que no se trata de un régimen para ir, alternativamente, tomando y dejando. Su propósito es ponerte, lector, en armonía con tus necesidades fisiológicas y con los ciclos naturales de tu cuerpo, y enseñarte una manera de comer que lleve a un óptimo funcionamiento de ambos. Con esta información, siempre podrás controlar tu energía y tu peso.

Si no has alcanzado todavía el peso que quieres tener, puedes estar seguro de que lo conseguirás si sigues combinando correctamente las comidas, cuidando de que tengan un alto contenido acuoso y no comiendo nada más que fruta durante la mañana. Sigue adelante, que estás en el proceso de hacer de *la antidieta un verdadero estilo de vida.* Si continúas haciendo lo que te hemos enseñado, seguirás rebajando de peso, y esa pérdida se mantendrá, porque dispondrás de más energía y estarás más sano.

Si quieres acelerar tus progresos, modifica el programa y da preferencia a los días en que sólo se come fruta durante toda la jornada, y a la noche una ensalada como plato único; ésos son los días en que obtendrás un máximo de pérdida de peso. Pero has de tener presentes dos indicaciones muy importantes: primero, que los alimentos concentrados (proteínas y carbohidratos) deben estar adecuadamente combinados y no superar el 30 por ciento de la ingesta diaria de alimentos, en ningún caso; segundo, que la fruta es, sin lugar a dudas, tu mejor amiga en cuanto a la conservación y el cuidado de tu cuerpo. Correctamente consumida, y en la cantidad suficiente, la fruta te dará la seguridad de que jamás volverás a tener un problema de peso.

El rasgo más importante de esta manera de encarar la alimentación es el hecho de que se trata de un **ESTILO DE VIDA,** no de un conjunto de reglas dogmáticas a las que hay que adherirse memorizándolas. Y esto te da la posibilidad de participar en la medida que te interese a ti, personalmente. Puedes escoger los aspectos de la antidieta que te parezcan más atractivos; si hay algunos que te impresionan como de sentido común, y crees que puedes utilizarlos sin que te sientas presionado, **COMIENZA POR ELLOS.** Si vas haciendo *algo,* sin perder de vista tu objetivo, por más pequeño que sea ese algo, si lo haces todos los días irá creando el impulso suficiente para mantener la pelota en juego y, en última instancia, conseguirás tu objetivo, y te habrás convertido en una persona feliz y más sana. Lo que importa es la **DIRECCIÓN,** no la velocidad.

Nos alegra haber podido ayudarte a perder peso, y mucho más haber contribuido a mejorar la duración y calidad de tu vida.

Estas páginas contienen un sistema que es para toda la vida. Siempre puedes volver a ellas en busca de ayuda. Aunque te hayas apartado de la «buena senda» y hayas aumentado de peso, o te sientas falto de energías, por más que pase mucho tiempo dispondrás siempre de las herramientas para modificar la situación y recuperar tu vitalidad. Siempre se puede confiar en las leyes naturales de la vida, y sobre ellas está construido este sistema.

Has asumido la responsabilidad de tu propio cuerpo. Si te ves más esbelto y te sientes mejor día a día, podrás disfrutar de cada minuto de tu recién descubierta energía. Con el esfuerzo que has hecho para obtenerla, es indudable que te la mereces. **LA SALUD Y LA VITALIDAD, CON TODOS SUS BENEFICIOS, SON PARTE LEGÍTIMA DE TU HERENCIA HUMANA.**

**¡QUE LA SALUD SEA SIEMPRE TU OBJETIVO
Y TU RECOMPENSA!**